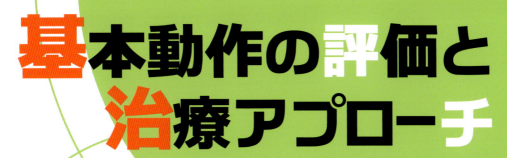

基本動作の評価と治療アプローチ

監修 武田 功 宝塚医療大学 学長

編集 弓岡光徳 宝塚医療大学 保健医療学部 理学療法学科 教授/副学長
　　 廣瀬浩昭 宝塚医療大学 保健医療学部 理学療法学科 准教授

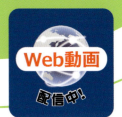
Web動画 配信中!

MEDICAL VIEW

Assessment and Therapeutic Approaches for Basic Movements
(ISBN 978-4-7583-1499-2 C3047)

Chief Editor : Isao Takeda
Editors : Mitsunori Yumioka
　　　　　Hiroaki Hirose

2015. 3.10　1st　ed

©MEDICAL VIEW, 2015
Printed and Bound in Japan

Medical View Co., Ltd.
2-30 Ichigayahonmuracho, Shinjyukuku, Tokyo, 162-0845, Japan
E-mail　ed@medicalview.co.jp

監修の序

　リハビリテーション医療を担う医療従事者（コメディカルスタッフ）にとって，精巧な機器を駆使して細部にわたる極めて多くのデータを処理・解析するにも治療に携わる際にも，動作学ことにヒトの動作についての基礎的な理解なしには問題を解決しえない。筆者は長年身体運動について興味を抱き，3次元動作解析装置や筋電計等の機器を用いて動作解析を行い，また臨床において治療を続けてきた。研究の場では動作がデータとして収集されるが，その処理・解釈において臨床的観察が必要である。一方，臨床の場ではヒトの基本動作から応用動作に至るまでの身体部位のメカニズムの理解には，鋭い眼による臨床的観察が必要であり，それなしには評価や治療法は決定できない。また，臨床の場は研究の場と異なり，時間的，経済的な制約の下にクライアント（対象者）を評価・治療している。治療に臨む前の評価は，迅速丁寧で明確かつ簡便（simple is best）であることが要求される。

　本書は以上のような理由から，臨床の場における基本動作の評価・治療が学べるように配慮されている。全10章構成で，1～3章では総論として「バイオメカニクス」「姿勢と姿勢制御の基本概念」「基本動作の治療手技の実際」について理解を深め，4～10章では各論として臥位から立位・歩行に至るまでの各基本動作の基礎知識と治療を解説している。また，本書はWeb動画配信サービスと連動しており，実際の基本動作・治療が動画で確認でき，読者の理解を助けるよう工夫されている。そのため，これから勉強しようとする初学者はもちろんのこと，臨床のセラピストの方々にとってもよい指針となり，参考書となるであろう。

　本書を手にとっていただいた読者の皆様に，ご指摘，ご助言をいただければ幸いである。また，ご執筆くださった先生方のご苦労と，完成までお付き合いいただいた阿部篤仁氏はじめメジカルビュー社の皆様のご協力に，深甚の謝意を表す次第である。

2015年3月

武田　功

本書の使い方：動画の視聴方法

　本書掲載の図の一部は，メジカルビュー社ウェブサイト動画配信サービス[*1]と連動しています。動画を配信している図には，図タイトル右横または下にQRコード（図1参照）が付属しています。動画は，パソコン，スマートフォン，タブレット端末[*2]などで観ることができます[*3]。下記の手順を参考にご利用ください。
※動画配信は本書刊行から一定期間経過後に終了いたしますので，あらかじめご了承ください。

図1　動画QRコードの例

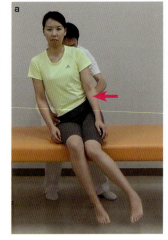
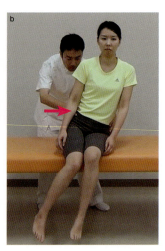

スマートフォン，タブレット端末などで個別の動画を直接観る方法

①端末でQRコード読み取りアプリ[*4]を起動し，図タイトル右横または下に掲載のQRコードをカメラで読み取ります。
②読み取ったURLを端末の標準ブラウザで開くと，動画が再生されます。

[*1]：動画配信サービスは予告なしに変更・修正・配信停止することがあります。あらかじめご了承ください。
[*2]：動作環境
　　【Windows】
　　　OS：Windows 8 / 7 / Vista（JavaScriptが動作すること）
　　　Flash Player：最新バージョン
　　　ブラウザ：Internet Explorer 11/ 10 / 9，Chrome・Firefox最新バージョン
　　【Macintosh】
　　　OS：10.8 / 10.7（JavaScriptが動作すること）
　　　Flash Player：最新バージョン
　　　ブラウザ：Safari・Chrome・Firefox最新バージョン
　　【スマートフォン，タブレット端末】
　　　2015年2月時点で最新のiOS端末では動作確認済みです。Android端末の場合，端末の種類やブラウザアプリによっては正常に視聴できないことがあります。あらかじめご了承ください。
[*3]：動画を観る際にはインターネットへの接続が必要となります。インターネット通信料はお客様のご負担となります。パソコンをご利用の場合は，2.0Mbps以上のインターネット接続環境をお勧めいたします。また，スマートフォン，タブレット端末をご利用の場合は，パケット通信定額サービス，LTE・Wi-Fiなどの高速通信サービスのご利用をお勧めいたします。
[*4]：QRコード読み取りアプリは，App Store（iOS端末），またはその他のアプリストア（Android端末ほか）からダウンロード，インストールのうえ，ご利用ください。アプリの種類，端末のカメラの性能によっては，QRコードを正常に読み取れない場合があります。あらかじめご了承ください。

　　「QRコード」は（株）デンソーウェーブの商標登録です。

メジカルビュー社ウェブサイトで動画一覧ページから動画を観る方法

①インターネットブラウザを起動し，メジカルビュー社ウェブサイト（下記URL）にアクセスします。スマートフォン，タブレット端末で閲覧する場合は，右下のQRコードからメジカルビュー社ウェブサイトにアクセスできます。

http://www.medicalview.co.jp/movies/

メジカルビュー社
ウェブサイト

②表示されたページの本書タイトルそばにある「動画視聴ページへ」ボタンを押します。

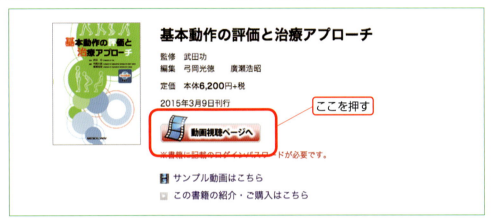

③パスワード入力画面が表示されますので，利用規約に同意していただき，下記のパスワードを半角数字で入力します。

25682714

④本書の動画視聴ページが表示されますので，視聴したい動画のサムネイルを押すと動画が再生されます。

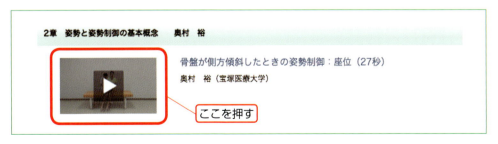

執筆者一覧

監修

武田　功　　宝塚医療大学 学長

編集

弓岡光徳　　宝塚医療大学 保健医療学部 理学療法学科 教授/副学長
廣瀬浩昭　　宝塚医療大学 保健医療学部 理学療法学科 准教授

執筆（掲載順）

金澤佑治　　宝塚医療大学 保健医療学部 理学療法学科 講師
奥村　裕　　宝塚医療大学 保健医療学部 理学療法学科 助教
前田昭宏　　青雲会病院 リハビリテーション科 局長
弓岡まみ　　やよいがおか鹿毛病院 リハビリテーション部
廣瀬浩昭　　宝塚医療大学 保健医療学部 理学療法学科 准教授
弓岡光徳　　宝塚医療大学 保健医療学部 理学療法学科 教授/副学長
鈴東伸洋　　クオラリハビリテーション病院 リハビリテーション部 部長

編集協力

中村梨絵　　八幡中央病院 リハビリテーション科
小嶺優希　　クオラリハビリテーション病院 リハビリテーション部
森永恭子　　青雲会病院 リハビリテーション科

目　次

1 バイオメカニクス　　金澤佑治 1

基本肢位 2
運動面と運動軸 2
運動の種類 3
　■並進運動と回転運動 3
ベクトル 4
　■ベクトルの定義・表し方 4
　■ベクトルの合成とは 4
　■ベクトル合成の一般例 5
　■介助場面におけるベクトル合成の応用 ... 6
　■臨床場面におけるベクトル合成と分解 ... 6
　■身体構造におけるベクトル合成 7
運動における3つの法則 8
　■運動の第1法則（慣性の法則） 8
　■運動の第2法則（運動方程式） 10
　■運動の第3法則（作用反作用の法則） ... 11
モーメント 12
　■力のモーメントとは 12
　■身体運動における力のモーメント① ... 13
　■身体運動における力のモーメント② ... 13
　■身体運動における力のモーメント③ ... 14
　■小児歩行における力のモーメントの利用 ... 14
　■日常生活動作における力のモーメント ... 15
身体重心と支持基底面 16
　■身体重心の移動 17
　■支持基底面とその大きさ 18
　■支持基底面の形 19
　■杖による支持基底面の拡大 20
　■身体動作における支持基底面と重心の関係
　　.. 20
　■臥位における支持基底面 21
　■四つ這い位における支持基底面 22
てこ 23
　■第1のてこ 23
　■第2のてこ 25
　■第3のてこ 27

2 姿勢と姿勢制御の基本概念　　奥村　裕 31

重心と支持基底面 32
　■重心 32
　■支持基底面 32
神経筋系による姿勢制御 32
　■予測的姿勢制御 33
　■代償的姿勢制御 34
外乱に対する姿勢制御 34
　■骨盤が側方傾斜したときの姿勢制御：座位 ... 35
　■身体が傾斜したときの姿勢制御：膝立ち位 ... 35
　■側方への保護伸展機能：座位 36
　■後方への保護伸展機能：座位 36
　■前方への保護伸展機能：立位 37
姿勢制御の戦略 37
　■足関節戦略 39
　■股関節戦略 41
　■ステッピング戦略 42

3 基本動作の治療手技の実際　　前田昭宏，弓岡まみ 45

基本動作の治療手技を行うための重要ポイント ... 46
　■姿勢・運動制御システム 46

■基本動作が障害される原因を考える ………… 46
■基本動作の構成要素を理解する …………… 46
基本動作の治療手技：接触，誘導の方法を考える
………………………………………………………………… 47
■患者に触れることが治療の始まり（hands on）
………………………………………………………………… 47
■患者の身体の誘導 ……………………………… 47
■言語を使った非接触的治療（hands off） …… 48
基本動作の治療手技の工夫と注意点 ………… 48
■患者の能力に合わせて治療場面を変える … 48
■代償動作に注意する …………………………… 48

4 背臥位・側臥位・腹臥位へのアプローチ
……………………………………………………………………… 49

背臥位・側臥位・腹臥位の基礎知識
………………………………………………… 廣瀬浩昭　50
はじめに ……………………………………………… 50
背臥位の概要と特徴 ……………………………… 50
側臥位の概要と特徴 ……………………………… 51
腹臥位の概要と特徴 ……………………………… 51
半座位の概要と特徴 ……………………………… 52
ポジショニング ……………………………………… 53
■ポジショニングの概要 ………………………… 53
■背臥位（仰臥位）のポジショニング ………… 53

背臥位・側臥位・腹臥位における寝返り，起き上がり，立位，歩行につなげるための治療手技
………………………………………… 弓岡光徳，前田昭宏　54
はじめに ……………………………………………… 54
テンタクル活動，ブリッジ活動，ブリッジーテンタクル活動 ………………………………………………… 54
背臥位での活動 …………………………………… 55
■寝返り，起き上がりの準備 …………………… 55

■背臥位でのブリッジの準備
（crook lying：両膝立て背臥位）…………… 55
■ブリッジ1 ……………………………………… 57
■ブリッジ2 ……………………………………… 58
側臥位での活動 …………………………………… 58
■歩行のための下肢の振り出しの準備 ……… 58
腹臥位での活動 …………………………………… 59
■腹臥位前腕支持位における頭頸部の抗重力伸展と上肢支持の準備 ………………………… 59
■端座位での頭頸部挙上と上肢による支持 … 60

5 寝返りへのアプローチ ……………… 61

寝返り動作の基礎知識 ………………… 廣瀬浩昭　62
はじめに ……………………………………………… 62
動作の概要 ………………………………………… 62
背臥位から側臥位への寝返り動作 …………… 65
■動作観察：頭頸部・上肢からの寝返り動作
（左への寝返り）…………………………… 65
■動作観察：下肢・骨盤からの寝返り動作
（左への寝返り）…………………………… 66
■動作観察：片膝または両膝を立てた寝返り動作
………………………………………………… 68
側臥位から腹臥位への寝返り動作 …………… 72
運動を阻害する要因と運動を促す要因 ……… 73
■運動を阻害する要因 …………………………… 73
■運動を促す要因 ………………………………… 73
動作観察と文章化のポイント ………………… 75
■基本事項 ………………………………………… 75
■文章化の原則 …………………………………… 75
■動作様式（動作パターン）のまとめ方 ……… 75
■立ち上がり動作の動作観察（左片麻痺患者の一例）
………………………………………………… 76
ADL（日常生活活動） …………………………… 76
■ADLの概念 ……………………………………… 76

- ADLの範囲 ······················· 76
- ADL評価法 ······················· 77
- ADL評価における実用性 ··············· 78
- ADL評価の実際 ····················· 78

寝返り動作の治療手技 ·· 弓岡光徳，前田昭宏
はじめに ····························· 79
- 寝返り動作が障害される原因 ············ 79
- 寝返り動作の評価法 ··················· 79
- 寝返り動作で行う治療の最終目標 ········ 79

寝返りは円形の物体の回転と考えると理解しやすい ··· 80
- 物体の回転 ·························· 80
- 体幹の形状と寝返り ··················· 81

側臥位までは重心を高くし，重力に抗する体幹の屈筋群を活動させる ······················ 81

背臥位からの寝返り動作中の機能的な支持基底面の増加 ··· 81

寝返り動作における上肢と下肢の活動 ············ 82

寝返り・起き上がり動作における頸の立ち直りパターンと体の立ち直りパターンの理解 ········ 82
- 頸の立ち直りパターンを応用して頭頸部をキーポイントとしたコントロール ·············· 82
- 体の立ち直りパターンを応用し，肩甲帯または骨盤帯をキーポイントとしたコントロール ······· 82

寝返りの誘導手技 ······················· 83
- 頭頸部からの寝返りの誘導 ············· 83
- 頭頸部と肩甲帯からの寝返りの誘導 ····· 83
- 肩甲帯・上肢からの寝返りの誘導 ······· 84
- 上肢からの寝返りの誘導 ··············· 84
- 骨盤からの寝返りの誘導 ··············· 85
- 両大腿からの寝返りの誘導 ············· 86

6 起き上がりへのアプローチ ··············· 87

起き上がり動作の基礎知識 ········ 廣瀬浩昭 88
はじめに ····························· 88
起き上がり動作の概要 ················· 88
まっすぐの起き上がり：左右対称 ········ 92
（半）側臥位からの起き上がり：左への寝返り ···· 93
- 側臥位からの起き上がりの相 ··········· 93

腹臥位からの起き上がり ··············· 95
運動を阻害する要因と運動を促す要因 ···· 95
- 運動を阻害する要因 ··················· 95
- 運動を促す要因 ······················· 96

起き上がり動作の治療手技
·· 弓岡光徳，前田昭宏 98
はじめに ····························· 98
- 起き上がり動作が障害される原因 ······· 98
- 起き上がり動作の評価法 ··············· 98
- 起き上がり動作で行う治療の最終目標 ····· 98

端座位への起き上がりの誘導 ············ 98
- 頭頸部からの誘導で背臥位から端座位に起き上がる動作：左への起き上がり ·············· 98
- 骨盤からの誘導で背臥位から端座位へ起き上がる動作 ····························· 99
- 肩甲帯と骨盤帯からの誘導で端座位へ起き上がる動作 ···························· 100

長座位への起き上がりの誘導 ············ 100
- 頭頸部からの誘導で，背臥位から長座位へ対称的に起き上がる動作 ··············· 100
- 頭頸部からの誘導で，背臥位から長座位へ非対称的に起き上がる動作 ············· 101
- 両肩甲帯からの誘導で，背臥位から長座位へ非対称的に起き上がる動作 ············ 102
- 両肩甲帯からの誘導で，背臥位から長座位へ対称的に起き上がる動作 ·············· 102

- ■ 頭頸部・肩甲帯からの誘導で，背臥位から長座位へ非対称的に起き上がる動作……103
- ■ 肩甲帯・上肢から非対称的に誘導して起き上がる動作……103
- ■ 両上肢からの誘導で対称的に起き上がる動作……104
- ■ 一側上肢から体幹回旋を誘導する起き上がり動作……105

7 座位へのアプローチ……107

座位の基礎知識……廣瀬浩昭 108
はじめに……108
座位の概要と特徴……108
- ■ 椅子の各部位の寸法……108
- ■ 座位姿勢の変化……108
- ■ 背もたれの使用・不使用……110
- ■ 丸椅子での座位姿勢……111

理想的な座位姿勢と安楽な座位姿勢……112
座位での体幹前傾運動……112

座位動作の治療手技……弓岡光徳，鈴東伸洋 114
はじめに……114
- ■ 座位動作が障害される原因……114
- ■ 座位動作の評価法……114
- ■ 座位で行う治療の最終目標……114

頭頸部からの誘導……115
- ■ 頭頸部からの誘導による体幹の屈曲・伸展……115
- ■ 頭頸部からの誘導による体幹の前傾……116
- ■ 頭頸部からの誘導による体幹の側屈……116
- ■ 頭頸部からの誘導による体幹の側方移動・回旋……117
- ■ 頭頸部からの上肢の動きの誘導……117

肩甲骨からの誘導……119
- ■ 肩甲骨からの体幹屈曲・伸展の誘導……119
- ■ 肩甲骨からの体幹前傾の誘導……119
- ■ 両肩甲骨からの誘導による体幹側方移動……120
- ■ 両肩甲骨からの誘導による体幹側方移動・回旋……120

両上肢からの誘導……121
- ■ 両上肢からの体幹屈曲・伸展の誘導……121
- ■ 両上肢からの体幹前傾の誘導……122
- ■ 両上肢からの体幹側方移動の誘導……122
- ■ 両上肢の操作による端座位から長座位への誘導……123

骨盤からの誘導……124
- ■ 骨盤からの腰椎部の動きの誘導……124
- ■ 骨盤からの誘導による体幹の前傾・後傾……124
- ■ 骨盤からの誘導による体幹側方移動……125
- ■ 骨盤の操作による端座位から長座位への誘導……126
- ■ 骨盤と上肢の操作による端座位から長座位への誘導……127

下部体幹からの誘導……128
- ■ 下部体幹からの誘導による腰椎屈曲・伸展……128

両大腿からの誘導……128
- ■ 両大腿からの誘導による腰椎屈曲・伸展……128

8 立ち上がりへのアプローチ……129

立ち上がり動作の基礎知識……廣瀬浩昭 130
はじめに……130
動作の概要……130
- ■ 立ち上がりのパターン……130
- ■ 身体重心と支持基底面……130

- ■健常者の立ち上がり動作 ……………… 131
- 立ち上がり動作における運動の広がり ……… 132
- 立ち上がり動作の各相 ……………………… 133
  - ■立ち上がり動作における関節角度の変化 ……………………………………… 134
  - ■立ち上がり動作に必要な運動要素：筋活動 ……………………………………… 135
- 運動を阻害する要因と運動を促す要因 ……… 136
  - ■運動を阻害する要因 ………………… 136
  - ■運動を促す要因 ……………………… 138

- **立ち上がり動作の治療手技**
  ……………………… 弓岡光徳，鈴東伸洋 140
- 立ち上がりのための下肢の準備 …………… 140
  - ■膝関節伸展位での足関節背屈・膝関節屈曲位での足関節底屈（下腿三頭筋の保持）……… 140
  - ■膝関節屈曲位での足関節背屈・底屈（下腿三頭筋の保持）………………… 141
  - ■セラピストの体幹を用いた膝関節の屈曲・伸展 ……………………………………… 141
  - ■膝関節伸展位での足関節背屈・膝関節屈曲位での足関節底屈（ハムストリングスの保持）… 142
- 両肩甲骨からの誘導による立ち上がり ……… 142
- 両上肢からの誘導による立ち上がり ………… 143
  - ■上肢の回旋による体幹屈曲・伸展の誘導 …… 143
  - ■上肢の回旋による立ち上がりの誘導 …… 143
- 一側上肢からの誘導による立ち上がり ……… 145
- 下部体幹からの誘導による立ち上がり ……… 146
- 一側上肢と下部体幹からの誘導による立ち上がり ……………………………………… 147
- 骨盤からの誘導による立ち上がり …………… 148
- 両大腿からの誘導による立ち上がり ………… 149
  - ■両大腿からの体幹の前傾・後傾の誘導 … 149
  - ■両大腿からの誘導による立ち上がり …… 150

9 立位へのアプローチ ……………… 151

- **立位の基礎知識** ………………… 廣瀬浩昭 152
- はじめに ……………………………………… 152
- 立位の概要と特徴 …………………………… 152
- 立位姿勢のバリエーション（多様性）………… 153
- 立位の姿勢制御 ……………………………… 154

- **立位動作の治療手技**
  ……………………… 弓岡光徳，鈴東伸洋 156
- はじめに ……………………………………… 156
- 立位で膝関節を屈曲させる動作：スクワット …… 156
- 立位での骨盤の側方移動 …………………… 156
- 立位での股関節回旋 ………………………… 157
  - ■骨盤から操作する股関節回旋 ………… 157
  - ■下肢を固定して骨盤を操作する股関節回旋 ……………………………………… 158
- 立位ステップ姿勢での股関節の伸展と回旋 … 158
  - ■立位ステップ姿勢での股関節の伸展 …… 158
  - ■立位ステップ姿勢での股関節の回旋 …… 159
- 両上肢支持での左右対称な立位から後方へのステップ ……………………………………… 160
  - ■両上肢支持での左右対称な立位への誘導 … 160
  - ■立位での足関節内反と足趾屈曲の治療 … 162
  - ■後方へのステップ …………………… 162
- プローンスタンディングでの治療 …………… 163
  - ■プローンスタンディングへの誘導 ……… 163
  - ■立位と座位で麻痺側肩甲骨・肩関節が後方に引かれた状態の片麻痺患者の治療 ………… 164
  - ■上肢の外転や前方挙上が不十分な場合の治療 ……………………………………… 165
  - ■肩甲骨内転と肩関節水平外転による上部体幹の伸展促進 ……………………… 166
  - ■骨盤後傾による腰背部の伸張 ………… 166
  - ■一側骨盤の前方回旋・後傾による同側膝関節の屈曲 ……………………………… 167

- ■プローンスタンディング姿勢から立位に戻す誘導 ……………………………………………… 167

10 歩行へのアプローチ　169

歩行の基礎知識 …………… 廣瀬浩昭　170
はじめに ……………………………………… 170
歩行周期 ……………………………………… 170
立脚期と遊脚期の各相 ……………………… 171
歩行の測定項目 ……………………………… 172
歩行周期各相の伝統的な定義 ……………… 173
正常歩行における下肢・体幹の役割 ……… 174
- ■重心の上下移動 ………………………… 174
- ■足部のロッカー機能 …………………… 176
- ■歩行時のエネルギー消費の抑制 ……… 176

正常歩行における下肢の関節運動と機能 … 177
- ■足関節の関節運動と機能 ……………… 177
- ■膝関節の関節運動と機能 ……………… 181
- ■股関節の関節運動と機能 ……………… 184

正常歩行における骨盤の運動 ……………… 188
正常歩行における上肢の運動 ……………… 189
正常歩行における床反力 …………………… 190

歩行の誘導 ……………… 弓岡光徳，鈴東伸洋　192
肩甲帯からの歩行の誘導 …………………… 192
上肢からの歩行の誘導 ……………………… 193
- ■一側上肢からの前方歩行の誘導 ……… 193
- ■上肢からの側方ステップの誘導 ……… 194

下部体幹からの前方歩行の誘導 …………… 194
骨盤からの前方ステップの誘導 …………… 195
下部体幹と大腿部からの前方・後方ステップの誘導
 …………………………………………………… 196
- ■下部体幹と大腿部からの前方ステップの誘導 ……………………………………… 196
- ■下部体幹と大腿部からの後方ステップの誘導 ……………………………………… 198

大腿部からの前方・後方ステップの誘導 … 198
- ■大腿部からの前方ステップの誘導 …… 198
- ■大腿部からの後方ステップの誘導 …… 200
- ■下腿からの前方歩行の誘導 …………… 201

索引 …………………………………………… 203

1
バイオメカニクス

1 バイオメカニクス

金澤佑治

基本肢位

運動を表現する際には基本となる肢位が必要となる。図1aは，立位肢位で顔面を正面に向け，両上肢は体側下垂位とし，手掌は体側を向いている。そして，足先は軽く開いている。このような直立位を基本的立位肢位という。この基本的立位肢位において，前腕回外位で手掌を正面に向けた直立位を解剖学的立位肢位[1]という（図1b）。

図1 基本的立位肢位と解剖学的立位肢位

基本的立位肢位（a）において，前腕回外位で手掌を正面に向けた姿勢を解剖学的立位肢位（b）という

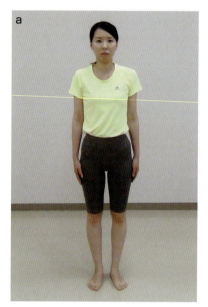
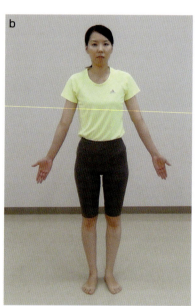

運動面と運動軸

身体運動すなわち関節運動は，運動面と運動軸の関係から表現される。運動面には，矢状面（図2a），前額面（図2b），水平面（図2c）があり，それに対応する運動軸として，前額軸，矢状軸，垂直軸がある。

各運動面および運動軸における関節運動を表1に示す。

表1 各運動面と運動軸における関節運動

運動面	運動軸	関節運動
矢状面	前額軸	・屈曲・伸展 ・前屈・後屈 ・背屈・底屈 ・掌屈
前額面	矢状軸	・外転・内転 ・側屈
水平面	垂直軸	・外旋・内旋 ・回外・回内 ・回旋

図2 矢状面，前額面，水平面での関節運動
身体運動は3つの運動面と運動軸によって表現することができる

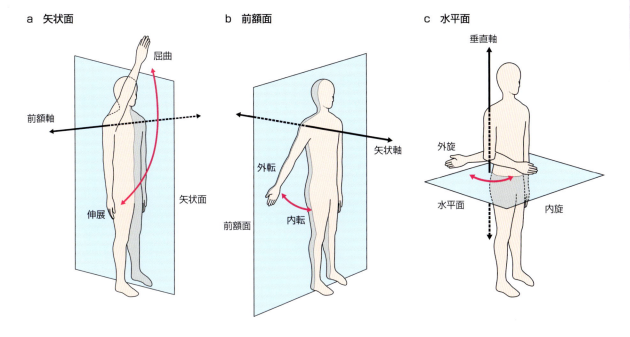

a 矢状面　　b 前額面　　c 水平面

運動の種類

並進運動と回転運動

身体に起こる運動の種類には，並進運動（図3a）と回転運動（図3b）がある。

並進運動とは直線上で起こる運動である。もう一方の回転運動とは，軸を中心とした運動である。例えば，ボールを投げるときの動作は，肩関節を軸とした回転運動といえる。

実際の身体運動は，並進運動と回転運動の組み合わせで成立している。歩行において，身体全体は前方への並進運動が生じるが，この運動の背景には，股関節，膝関節，足関節の回転運動が存在している[2]。

図3 並進運動と回転運動
直線上に起こる運動を並進運動，軸を中心に回転した運動を回転運動という

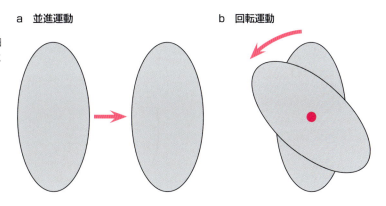

a 並進運動　　b 回転運動

ベクトル

■ベクトルの定義・表し方

　ベクトルは，大きさと向きという2つの特徴をもつ物理量である。筋が発揮する力や床反力といった身体内外に作用する力は，ベクトルで表すことができる。

　力のベクトルは，矢を用いて表現される（図4a）。矢の長さは力の大きさを表し，矢じりは力の向きを示している。矢の先，つまり力を受ける点は作用点であり，矢の始まり，つまり力を加える点は力点である。また，ベクトルは平行移動することができる[1,3]（図4b）。

図4　ベクトルの特徴
矢の長さが力の大きさを表し，矢じりが力の向きを示す。さらにベクトルは，上下左右に平行移動することができる

a　力のベクトルの表現

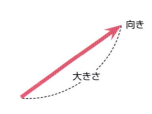

b　ベクトルの平行移動

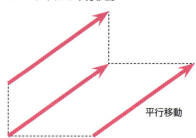

■ベクトルの合成とは

　身体に作用する力のベクトルが複数存在する場合，力のベクトルは合成することができる。ベクトルの合成には，ベクトルを連結させる方法と平行四辺形における対角線を求める方法がある。

　ベクトルの連結は，力のベクトルが同じ向きにあるとき，それらをつなぐことができる（図5a）。平行四辺形における対角線を求める場合，同じ点から異なる向きに作用する2つの力で平行四辺形が描かれると，その対角線は合成力となる[1,3]（図5b）。

図5　2種類のベクトル合成
ベクトルの合成には，ベクトルをつなげる方法と平行四辺形の対角線を求める方法の2種類がある

a　同じ向きの力のベクトルの連結

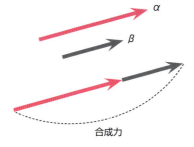

b　異なる向きの力のベクトルの合成

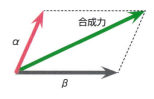

■ベクトル合成の一般例

　2種類のベクトル合成について，一般的な例を挙げて説明する．まず，複数の力が同一の直線上にある場合，ベクトルは連結し合成することができる．このようなベクトル合成は，綱引きのように1本の綱を複数の力で引き合う際に生じている．同じチーム内で各々が発揮する力のベクトルは合成される（図6a）．

　一方，平行四辺形における対角線を求める方法は，同一の直線上にない2つの力が合成される際に利用することができる．例えば，1台の車を2台で牽引する場合，2台の牽引力は，図6bのように平行四辺形の対角線方向へ生じる．そのため，2台の車はそれぞれ異なる向きへ進んでいるが，牽引されている車は直進する[4]．

図6　2種類のベクトル合成における具体例
複数の力を効果的に合成すると，結果として大きな力を生み出すことができる

a　同一直線上の力のベクトルの合成

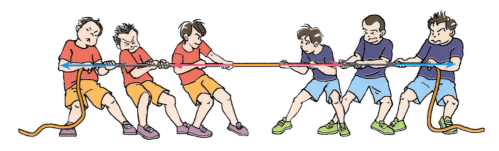

b　同一直線上にない力のベクトルの合成

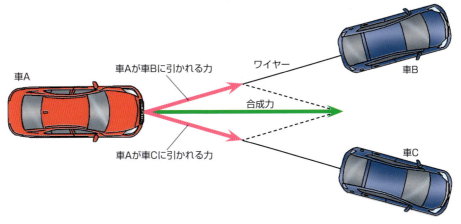

■介助場面におけるベクトル合成の応用

人を乗せたまま車椅子を持ち上げて移動させる場合，介助者はベクトル合成の概念を知っている必要がある。

2名の介助者による力のベクトルが左右非対称であると，合成された力のベクトルは垂直ではないため，結果として車椅子は傾いてしまう（図7a）。また，ベクトルの向きが左右対称であっても，水平に引っ張り合うと力は互いに打ち消し合うので，車椅子はうまく持ち上がらない（図7b）。

介助者らが左右対称かつ平行四辺形の2辺をなすように車椅子を引っ張り上げると，その合成力は垂直となり，車椅子はまっすぐ上に持ち上がる（図7c）。具体的には，介助者らは車椅子のタイヤ付近に足部を置き，アームレストを両手で把持する。互いに声をかけ合い，同時に自らの体重を後方へ移動すると，その力が合成されて車椅子は浮上する。このように，体重移動によって力を生み出すことで，腕力や背筋力に頼ることなく介助することができる。

図7 車椅子を持ち上げる際の介助方法

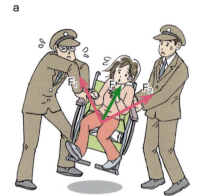

a

異なる向きへ力が作用し，車椅子が傾く

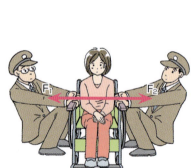

b

水平に引っ張ることで力が打ち消しあい，車椅子は浮かない

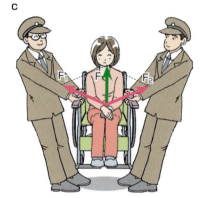

c

左右対称かつ平行四辺形の2辺をなすように引っ張ると，車椅子は真上に浮く。複数名の介助者による力のベクトルを効率的に合成することは，安全な介助に必須である

■臨床場面におけるベクトル合成と分解

身体に外部から作用する力，あるいは身体内部で生じる力をベクトル合成と分解の観点から理解することは重要である。

例えば，足底面が接地していない端座位で足部に重錘を装着した場合，膝関節には下腿，足部，靴，重錘の重量を垂直方向へ合成した力が加わる。そして，この合成力は，膝関節を構成している大腿骨と脛骨の関節面を離開するように作用する（図8a）。同様に，上肢を下垂位として手に重りを持った際には，上肢と重りの重量が垂直方向に連結し，肩関節を構成している上腕骨と肩甲骨の関節面を離開するように作用する。

開放運動連鎖で膝関節を伸展させる際の大腿四頭筋における力のベクトルは，膝関節伸展に作用する回旋力と大腿骨方向への圧縮力に分解することができる。このように，筋の

発揮する力は関節運動を導く回旋力だけではなく，運動軸を安定させるような圧縮力も生み出すことを忘れてはならない[1,4]（図8b）。

図8 身体におけるベクトルの合成と分解

身体動作をベクトルの合成と分解の概念で観察することで，関節への負担や筋の作用を理解することができる

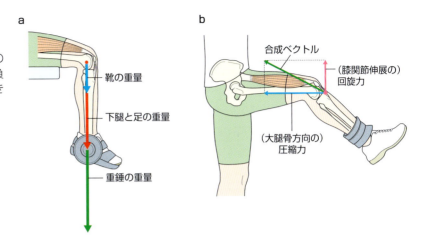

身体構造におけるベクトル合成

骨格筋線維においても，筋線維の走行角度によってベクトルの合成が生じている。

三角筋は肩関節を外転させる際の主動作筋である。三角筋の前部線維と後部線維は，異なる方向から三角筋粗面に停止している。前部線維と後部線維がバランスよく収縮するとき，その合成力によって肩関節は外転する（図9a）。

そのほかにも，腓腹筋（図9b）や僧帽筋（図9c）などは，筋線維が複数の方向から停止部に向かって走行している。同一骨格筋内において異なる方向へ走行している筋線維の収縮は，ベクトル合成を導き，結果として大きな力を生み出す。異なる筋線維方向を有する骨格筋は，一方向で走行している骨格筋に比べて大きな力を生み出すことができ，力学的に有利な構造をしている[4]。

図9 骨格筋におけるベクトルの合成

三角筋（a），腓腹筋（b），僧帽筋（c）の筋線維走行。一つの骨格筋内において，複数の筋線維方向が存在している。この構造は，力学的に有利に力を発揮することが可能である

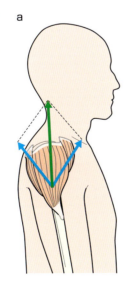 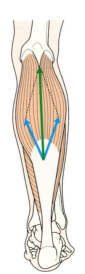 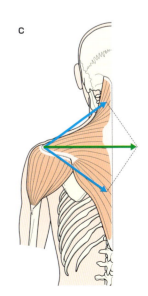

運動における3つの法則

運動の第1法則（慣性の法則）

　静止している物体や等速度で運動している物体において，外力が働かない場合，あるいは外力が働いてもその外力がつり合っている場合，静止している物体はそのまま静止を続け，運動している物体はそのまま等速直線運動を続ける。これを運動の第1法則（慣性の法則）という。

　簡単に説明すると，慣性の法則とは，力を加えない限り止まっている物体は静止し続け，運動している物体はその速度を保ってまっすぐ進み続けるというものである。例えば，ボールを床に転がすと，力を加えない限りボールは転がり続けるということである。実際はボールと床との摩擦力によって運動は邪魔され，ボールは途中で止まってしまうが，カーリングのストーンが摩擦の少ない氷上でなかなか止まらず滑り続けることは，慣性の法則を理解しやすい現象といえる（図10）。

　身近な現象として電車に乗っている人の例を考えると，一定速度で走っている電車が停止したとき，足では踏ん張っても上半身は進行方向へ倒れそうになる。また，停止している電車が発進する際には，床と接している足部は進行方向へ動き出すが，上半身は元の位置にとどまろうとするため倒れそうになる（図11）。これらの現象には慣性の法則が関与している[3]。

図10 運動の第1法則の例

a

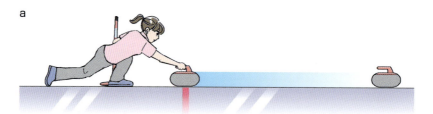

カーリングのストーンを氷上で滑らせると，床よりも摩擦力が低いため長い時間滑り続ける

b

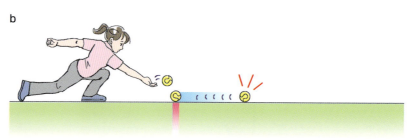

ボールを床に転がした場合，摩擦力でいずれボールは止まる

図11 身近に感じる運動の第1法則：電車に乗っている場合
走行中の電車における停止時（a）と停車中における電車の発進時（b）には，慣性の法則を身をもって体験することができる

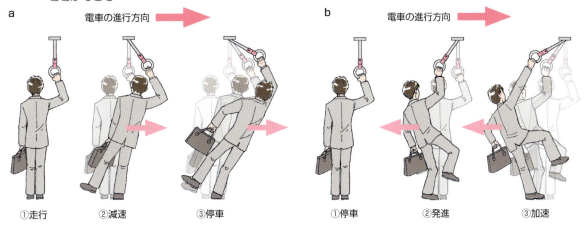

● 歩行周期における運動の第1法則

歩行周期においても慣性の法則が作用している。

前遊脚期にトウロッカーによる下腿の前進が起こり，膝関節は急速に屈曲する。遊脚初期にはトウクリアランスを保つため，足関節背屈と足趾伸展に加え，膝関節は屈曲から伸展運動へ移行する。遊脚中期には，膝関節は急速かつ受動的に伸展する。この遊脚中期にみられる下肢の前進は，大腿の動きが止まっても，慣性の法則によって下腿が動くことで遂行されている。その後の遊脚終期では，下肢の振り出しを制御するためにハムストリングスが働き，立脚期に備えて大腿四頭筋が活動する（図12）。

このように，遊脚期の膝伸展に伴う下肢の振り出しは，大腿四頭筋で制御しているわけではなく，慣性の法則によって制御されている[5]。

図12 歩行周期でみられる運動の第1法則
慣性の法則によって，遊脚中期に下肢は前方へ振り出される

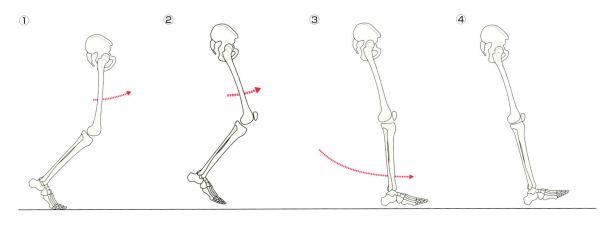

■ 運動の第2法則（運動方程式）

　質量と重さは混同しやすいが，これらは異なるものである。

　質量は場所を問わず一定であるが，重さは測る場所によって変化する。地球上で6キログラム重(N)の重さがある重錘は，重力が1/6である月面での重さは，1キログラム重(N)となる。つまり重さとは，物体に作用する重力の大きさを意味している。

　一方，質量は，物体の動かしにくさを意味している。質量の大きな物体は動かしにくい。質量の大きな物体を動かす，つまり加速させるためには，質量の小さな物体よりも大きな力が必要となる。テニスボールとバスケットボールをそれぞれ同じ距離だけ投げる場合，バスケットボールを投げるときのほうが，より大きな力が必要になる（図13a）。たくさんの買い物をした後の自転車での帰り道は，行きに比べて自転車は加速しにくい（図13b）。実際のところ，質量が2倍であれば，同じ加速度の運動を行うためには2倍の力を必要とする。さらに，加える力が大きいほど，その運動の加速度は大きくなる。これらの関係を数式に表すと，「力＝質量×加速度（$F = ma$）」となり，これを運動方程式とよぶ[4]。

図13 物体の移動や身体活動における運動の第2法則
　大きさの異なるボールを投げる例(a)と，自転車での買い物の行きと帰りの例(b)。重い物に加速度を引き起こすためには，より多くの力が必要となる

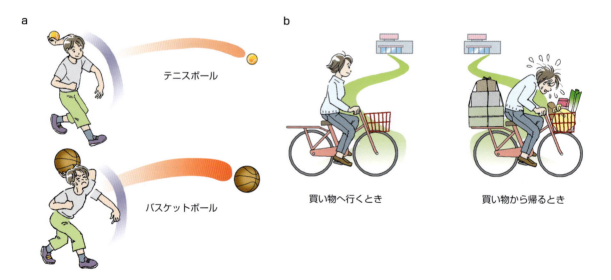

● 車椅子介助における運動の第2法則

　運動方程式を理解しやすい臨床場面として，車椅子走行の介助が挙げられる。

　同一の介助者が同じ力で車椅子を前進させる際，体重の重い成人が乗っている車椅子を前進させる場合（図14a）に生じる加速度に比べて，体重の軽い小児が乗っている車椅子を前進させる場合（図14b）に生じる加速度は大きい。介助場面において，車椅子に乗っている人の体重は，十分配慮が必要な因子といえる[3]。

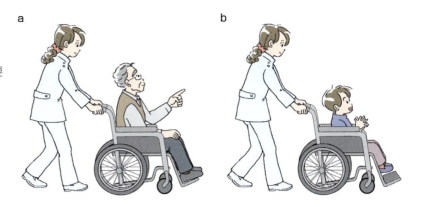

図14 車椅子介助における運動の第2法則

体重の軽い人を乗せた場合（b）は，急な加速に気をつけて介助する必要がある

運動の第3法則（作用反作用の法則）

　物体Aがほかの物体Bに力を及ぼすとき，つまり力を作用させるとき，物体Aには物体Bから大きさが等しく向きが反対の力が加わる。これを反作用という。

　例えば，競泳では，泳者はプールの壁を蹴って反対方向へターンする。つまり，脚の力を壁に作用させるとき，反作用として壁が泳者を押す力が生じ，泳者は反対方向へ素早く前進することができる（図15）。作用反作用の法則では，反作用は及ぼした力と等しく，向きが反対であることから，泳者が壁を強く蹴ればそれだけ強い反作用を受け，より大きな推進力を得ることができる[3, 4]。

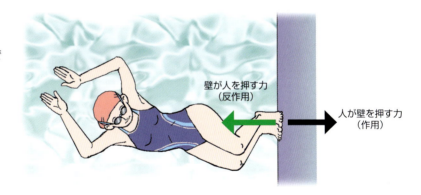

図15 水泳のターンでみられる運動の第3法則

すべての作用する力は同じ大きさで逆向きの反作用の力をもつ

●立位や歩行における運動の第3法則

　立位・歩行では，体重の床（または地面）への作用に対して床から反作用を受けており，これを床反力または地面反力とよんでいる。

　床反力は重心の方向へ向かって作用する（図16a）。矢状面において床反力が膝関節の後方を通過した場合，その床反力は膝関節を屈曲させる方向へ作用する。そのため，膝伸展筋群の筋収縮がなければ，膝が折れてしまう。反対に，床反力が膝関節の前方を通過した場合，その床反力は膝関節を伸展させるように作用する（図16b）。このように，床反力は身体へ作用する外力であり，筋の活動に影響を与えている[3]。

図16 立位・歩行における運動の第3法則
体重の反作用として床反力(↑)が生じる

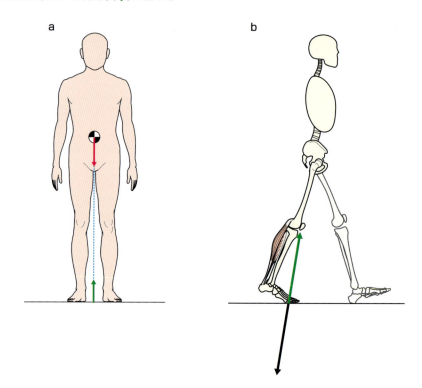

モーメント

■力のモーメントとは

　力のモーメントとは，力が物体に作用して，物体を回転させる能力のことをいう。
　モーメントは，力が運動の支点または運動軸から離れて作用することで生じる。数式で表すと，モーメント（M）は距離（d）と力（F）の積であり，すなわち「M＝d×F」となる。dは力のベクトルから運動の中心までの距離（長さ）である（図17）。この長さは，並進運動の場合はレバーアームとなり，回転運動の場合にはモーメントアームとなる[1,3]。

図17 力のモーメント
力のモーメントは長さに力をかけた値である

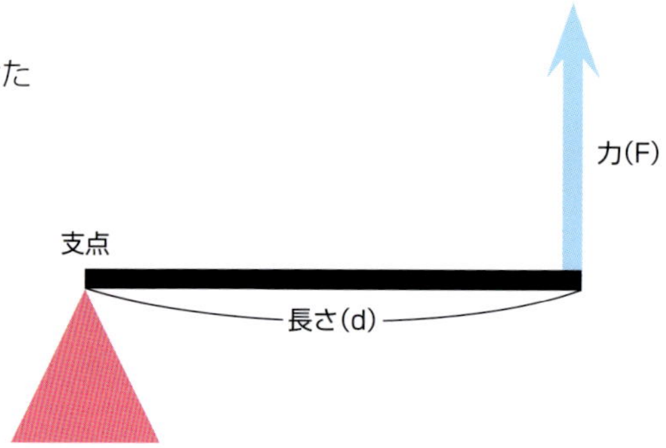

■身体運動における力のモーメント①

　身体運動において，力のモーメントの概念は，運動負荷の調節や日常生活動作の指導に役立てることができる。

　足部に重錘を取り付けて，下肢を挙上させる運動を例に挙げる。膝関節伸展位でこの運動を実施すると，股関節から足部までの距離，すなわちモーメントアームが長くなるため，股関節屈筋群への負荷は大きくなる（図18a）。膝関節を屈曲すると股関節から足部までの距離は短くなるため，股関節屈筋群への負荷は軽減する[1]（図18b）。

図18　下肢における開放運動連鎖
開放運動連鎖における四肢の関節運動では，モーメントアームの長さが筋への負荷に影響を与える

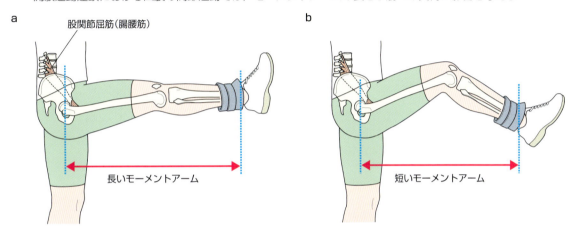

■身体運動における力のモーメント②

　上肢の外転運動では，肩関節の外転角度が増すにつれて，肩関節外転筋群に要求される力のモーメントは増加する。

　仮に腕の重さを30Nとした場合，上肢が下垂位であればモーメントアーム長は0cmなので，力のモーメントは0N・mとなる。上肢をやや外転し，肩関節から上肢の重心位置の距離が20cmであれば，力のモーメントは6N・mとなる。外転90°で肩関節から上肢の重心位置までの距離が30cmであれば9N・mとなり，外転位において最も大きな力のモーメントが生じる[6]（図19）。

図19　上肢における開放運動連鎖
モーメントアームの長さは関節角度に応じて変化する

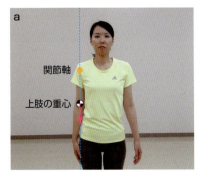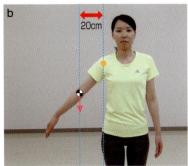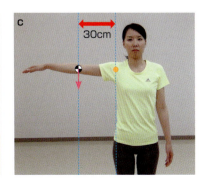

身体運動における力のモーメント③

　抵抗運動においてモーメントアーム長を変化させることで，抵抗を加えるものが同一の力であっても，対象筋への負荷を調整することが可能となる．

　膝関節伸展の抵抗運動において同一の負荷を膝関節伸展筋群に与える場合，膝関節に近い位置で抵抗を加える（図20a）のに対して，足関節に近い位置で抵抗を加える（図20b）ほうが，少ない力で抵抗を加えることが可能となる[7]．

図20 モーメントアームを配慮した抵抗運動
抵抗運動における負荷の調整には，抵抗そのものの力のみならずモーメントアームの長さが関与している

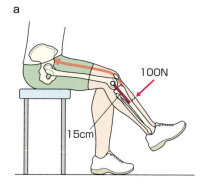
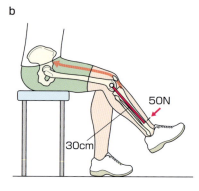

外的トルク＝15N・m　　　外的トルク＝15N・m

小児歩行における力のモーメントの利用

　支持基底面（base of support：BOS）から重心がはずれると，姿勢は不安定となる．そのため，BOSを拡大することは，転倒を予防する方法の一つである．実際に，ワイドベースでの歩行は安定性が向上する．そのほかに，力のモーメントを利用して歩行時の安定性を確保する方法がある．

　発達過程において，歩行開始直後には上肢の位置が高く，歩行能力の向上に応じて上肢の位置はhigh guardからmiddle guardを経て，low guardへと下がっていくことが知られている（図21）．これは，上肢を左右に大きく広げることで，モーメントアーム長を長くして力のモーメントを生み出し，バランスをとっていると考えられる[11]．

図21 小児の歩行
歩行能力の向上に応じて，上肢の位置はhigh guard（a）からmiddle guard（b）を経て，low guard（c）へと下がっていく

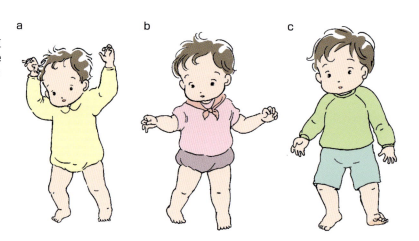

■日常生活動作における力のモーメント

腰部から荷物までの距離は，腰椎の支持構造や背筋群などへの負担に影響を与える。

具体的には，膝関節を伸展させた状態で体幹を前屈させるようにして荷物を持ち上げると，モーメントアーム長（腰部から荷物までの距離）は長くなるため腰部への過度な負担が生じる（図22a）。

図22bとcの持ち方では，aに比べてモーメントアームが短い分，腰部への負担は軽減される。bは頸部が伸展して体幹における筋収縮のバランスは背筋優位となっているが，cは顎を引いて腹筋の収縮を意識して持ち上げている。腹筋の収縮は腹圧を上昇させ，持ち上げ動作における腰椎の支点がやや前方へ移動する。このことで過度な腰椎前彎を予防し，腰椎の支持構造への負担を軽減させることが可能となる。

最後にdはモーメントアーム長が短く，腰部への負担は最も軽い状態で，荷物を持ち上げることができる。しかし，この持ち上げ方は，膝関節を深く屈曲させる必要があるため，膝関節に問題のある症例に対しては配慮が必要である。

図22 さまざまな荷物の持ち上げ方

動作指導を実施する際には，モーメントアーム（⟷），筋活動や関節角度などを総合的に考慮する必要がある
a：モーメントアームが長い持ち上げ方。腰部への負担が大きい
b：aよりもモーメントアームが短い持ち上げ方。頸部を伸展しており，背筋優位である
c：aよりもモーメントアームが短い持ち上げ方。顎を引いて腹筋の収縮を意識している
d：モーメントアームが短い持ち上げ方。腰部への負担が最も軽いが，膝関節を深く屈曲させる必要がある

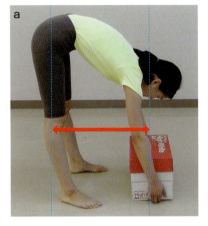
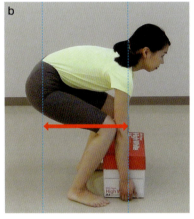
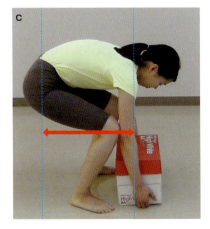
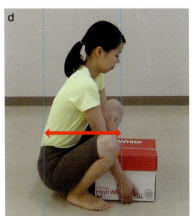

身体重心と支持基底面

　身体重心（center of gravity：COG）は，身体の各部分における重量の中心である。成人の場合，立位でのCOGは，身長の下から男性の場合は約56％，女性の場合で約55％の位置にあり，解剖学的な指標としては第2仙椎の少し前方にあたる（図23）。通常，上前腸骨棘の高さがおおよその重心位置といえる。COGは各身体部位における重量の中心であるため，小児におけるCOGの位置は成人に比べて相対的に頭部に近くなる[8, 9]。

図23 身体重心（COG）
　　成人の立位姿勢では，上前腸骨棘の高さがおおよその重心位置である

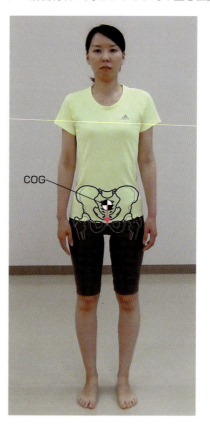

■身体重心の移動

COGの位置は常に一定ではなく，姿勢によって変化することを忘れてはならない．例えば，体幹の前傾では，COGの位置が股関節の前方に移動する（図24a）．これは，体幹の前傾により，頭部，上肢，体幹（head, arms, and trunk：HAT）の重心が大きく前方へ移動するためである．HATの重心は第11胸椎付近の前方で，ちょうど胸骨の剣状突起の下に位置する．

脊髄損傷などで体幹や股関節周囲に麻痺がある症例が車椅子上で動作をする場合，HATの重心を上肢でコントロールする必要がある．HATの重心を前方へ移動させる場合は（図24b），支持している右上肢の肘関節を屈曲位からやや伸展させ体幹を前傾させる．反対に重心を後方へ移動させる場合は（図24c）右肘関節を屈曲させ体幹を引き上げる[1, 3]．

図24 重心の移動

重心の位置は常に一定ではなく，姿勢とともに変化する
a：HATの重心が前方へ移るにつれて，COGも前方へ移動する
b：脊髄損傷者がHATの重心を前方へ移動している
c：前方へ移動したHATの重心を右肘関節屈筋群の作用で引き戻している．このように，肘関節屈筋によって体幹の前後への動きを調整することができる

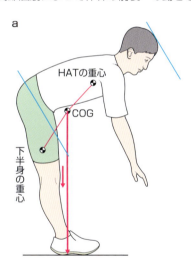

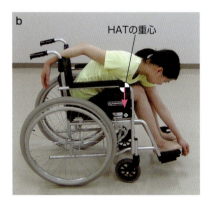 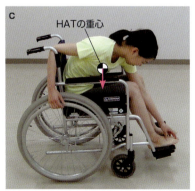

■支持基底面とその大きさ

身体のBOSは，身体と接触している部分とその範囲内を含む面積である（図25，足元の青色部分）。BOSが広いほどCOGを大きく動かすことができるため，安定性が増す（図25b）。反対にBOSが狭いと，COGは容易にBOSからはずれるため，不安定となる（図25c）。

つまり，移乗動作や立ち上がり動作の介助などのように安定性が求められる場面では，介助者はBOSを広げると，より安全に介助することができる。一方で，スポーツで必要なステッピング動作やホッピング動作のように重心を素早く移動させる必要がある場合は，BOSを比較的小さくすることが重要である[1,3]。

図25　BOSの大きさ
広いBOSは身体に安定性をもたらす。一方で，狭いBOSは重心の素早い移動を可能とする
a：やや狭いBOS
b：広いBOS
c：狭く不安定なBOS

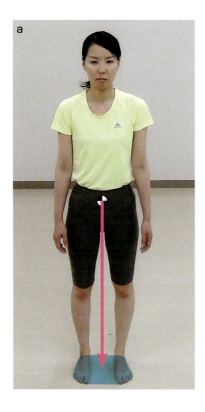 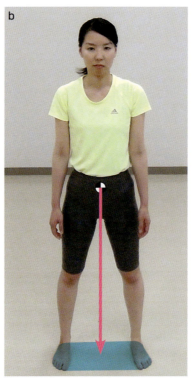 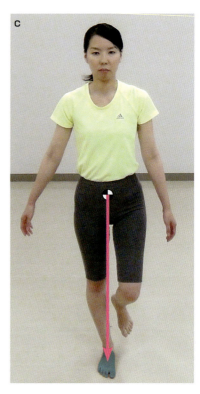

■ 支持基底面の形

　重心移動の方向に合わせてBOSの形を変化させることは，円滑な重心移動に必要である．例えば，左右の重心移動を行う場合は，足部を身体の左右に広げてBOSの形を横長にするとよい（図26a）．この姿勢は，側方から外力が加わるとき，COGをBOS内の外側により大きく動かすことができるため安定する．COGの前後移動や前後方向からの外力に備える際は，BOSを縦長にするために足部を身体の前後に配置することが必要となる（図26b）．

　臨床上，足部を左右に広げたワイドベースで立位姿勢や歩行を行う症例は少なくない．このような症例では，側方への重心移動をうまく行うことができないため，代償的に側方へBOSを広げていることがある[1, 3]．

図26　COGの移動方向とBOS
重心移動の方向に合わせてBOSの形を変化させることは，より円滑な重心移動や外力に対して強く耐えることを可能とする
a：横長のBOS
b：縦長のBOS

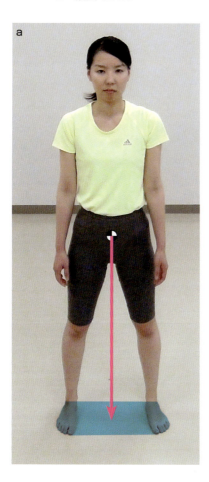
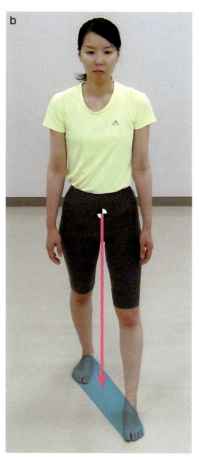

■杖による支持基底面の拡大

杖の使用は，杖の接地点と身体間の面積，すなわちBOSが広がるため，安定性が増加する。杖をつく位置によっても，BOSは大きく変化する。身体の真横や身体により近い位置で杖をつく場合，BOSは比較的小さくなる（図27）。

杖をつく位置を観察することは，立位姿勢や歩行能力を評価する際には重要である[1, 3]。

図27 杖によるBOSの拡大

BOSは，両足間の面積と，支持している物や頼っている物の間の面積も含む。杖の使用の目的には，BOSの拡大による安定性の増加が挙げられる
a：両松葉杖を用いた立位におけるBOS
b：T字杖を用いた立位におけるBOS

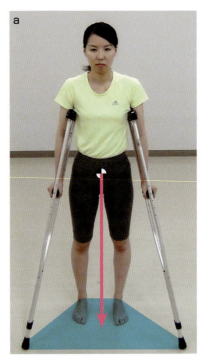
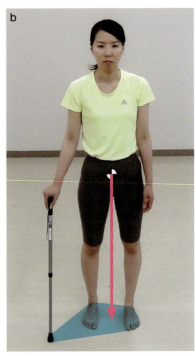

■身体動作における支持基底面と重心の関係

COGがBOS内にあれば，その姿勢は安定している。COGがBOSから外へはずれると，その姿勢は不安定となり，COGをBOS内に戻すか，COGのある場所までBOSを移動させないと転倒してしまう。このことを体験するには，背中を壁に付けた状態でお辞儀をしてみるとよい。体幹の前傾に伴い，COGは前方に移動する。それに合わせて殿部を後方へ移動させることでCOGがBOS内にとどまるため，お辞儀をすることが可能となる。しかし，壁によって殿部の後方移動が阻害されると，COGは前方へ大きく移動するためBOSからはずれてしまい，お辞儀の姿勢を維持することができない[10]（図28）。

> **図28** BOSとCOGの関係性
> COGがBOS内にあれば，その姿勢は安定する．COGがBOSからはずれると，その姿勢は不安定となる

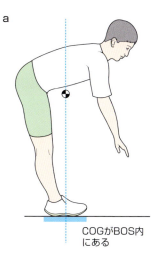
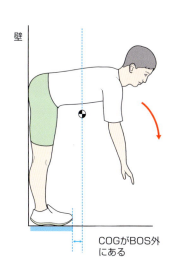

臥位における支持基底面

臨床では，臥位のBOSに対しても配慮が必要である．例えば，身体が伸展位での側臥位では安定性にかける（図29a）が，屈曲位での側臥位ではBOSが拡大し，安定性は増加する（図29b）．一方で，伸展位での側臥位は，BOSが狭いため重心移動が容易となり，寝返りは行いやすくなる．

> **図29** 臥位におけるBOS
> 側臥位の保持や側臥位から次の肢位への移動では，BOSへの配慮が必要である
> a：伸展位での側臥位
> b：屈曲位での側臥位

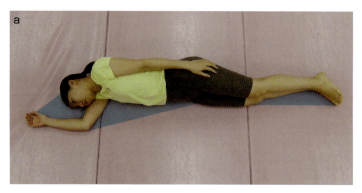

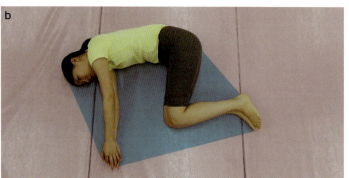

四つ這い位における支持基底面

　四つ這い位はBOSが非常に広い肢位である。支持している片側上下肢を挙上すると，BOSは小さくなり，より高度な重心保持能力が必要となる（図30）。閉鎖運動連鎖における運動は，BOSの大きさや形を変化させることで，身体へさまざまな負荷を加えることができる。

図30 四つ這い位におけるBOS
　四つ這い位におけるBOSの変化は，体幹を中心とした筋収縮に影響を及ぼす
　a：四つ這い位
　b：左上肢を挙上した際のBOS
　c：左上肢，右下肢を挙上した際のBOS

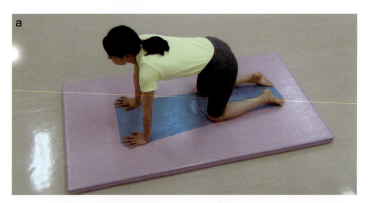
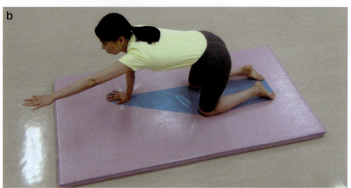
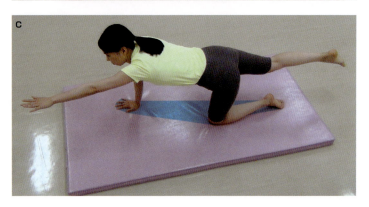

てこ

力を加える場所を力点，力を受けたり物体を支える場所を作用点，力点と作用点を支える場所を支点という。この3点の位置関係の違いにより，3つのてこが存在する。

■第1のてこ

第1のてこは，力点−支点−作用点の形をとるてこである（図31）。支点が，力点と作用点の間にあるため，バランス（安定性）に有利な特徴をもっている[3, 6]。

図31 第1のてこ
力点−支点−作用点の順で，バランス（安定性）に有利なてこである

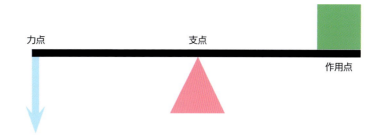

●第1のてこの一般例

バランス（安定性）に有利な第1のてこの一般例としては，シーソー，缶切り，はさみ，釘抜きが挙げられる（図32）。シーソーでは，同じ体重の人が支点から左右への距離が等しい位置に座れば，真ん中でバランスをとって安定することができる。一方の側に座る人物Aのほうが反対側に座る人物Bよりも体重が重い場合，BのほうがAよりもシーソーの端に座ると釣り合いがとれる。これらは，力に長さをかけた値，すなわち力のモーメントの観点から理解することができる[3, 6]。

図32 第1のてこの一般例
シーソーは第1のてこの代表であり，力のモーメントを理解するよい例である

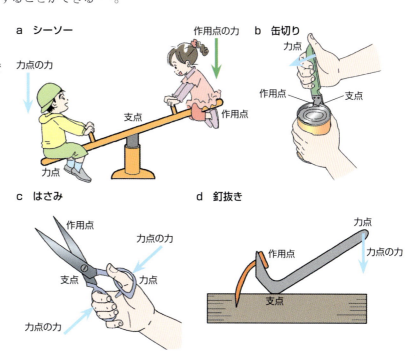

●身体構造と身体運動における第1のてこ（図33）

身体において，第1のてこは環椎後頭関節でみることができる。この関節を支点として，頭部の重量は頸部の伸筋の力と釣り合っている。

肘関節を抗重力位で90°に保持する場合，肘関節を屈曲させる外力を作用点とすると肘関節は支点となり，拮抗する上腕三頭筋の停止部は力点となる。

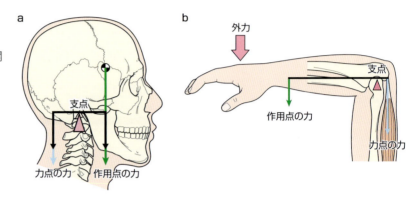

図33 身体構造・運動における第1のてこ
頭頸部の安定性には第1のてこが関与している

●基本動作における第1のてこ

立ち上がり動作では，体幹を大きく前傾すると離殿が容易になる（図34a）。これは，足部を支点として，頭部，上肢，上部体幹の重さによって下部体幹と殿部から大腿部までの重さが持ち上がるためである。この際，膝関節を90°以上屈曲させることで，離殿はさらに容易になる。これは，膝関節の屈曲によって足部がCOGに近づき，足部のBOS内にCOGが移動しやすくなるためである。

車椅子に座っている患者の殿部を後方へ移動させる場合も，第1のてこを利用するとよい（図34b）。介助者は患者の腋窩から両腕を通して，患者の前腕を把持する。そして，患者の前腕を支点として下腹部へ押し当てるようにして体幹を前傾させると，殿部が持ち上げられ，容易に後方へ移動させることができる。

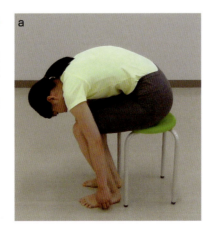 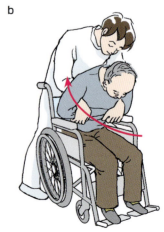

図34 立ち上がり動作や介助における第1のてこ
a：体幹を大きく前傾させた座位では，足部を支点として，上半身と下半身の重量が釣り合っている
b：介助者が車椅子の患者の殿部を後方へ移動させる場面

■第2のてこ

　第2のてこは，支点－作用点－力点の形をとるてこである（図35）。作用点と支点間の距離に比べて，力点と支点間の距離のほうが長いため，力に有利な特徴をもっている[3,6]。

図35 第2のてこ
支点－作用点－力点の順で，力に有利なてこである

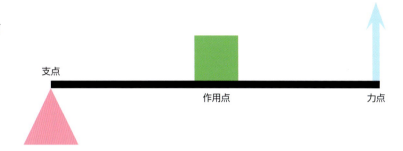

●第2のてこの一般例

　第2のてこの一般的な例は，手押し車，ボルト用工具，クルミ割り器，裁断機でみることができる（図36）。手押し車の設計は，前方はより深く，後方はより浅くなっている。これは，最も重い荷重（積荷部分）がハンドルから最も遠くなり，運動軸となる車輪に最も近くなるようにして運ぶための設計である[3,6]。

図36 第2のてこの一般例
第2のてこは，大きな力を発揮する道具において，多く利用されている

a 手押し車
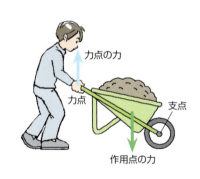

b ボルト用工具
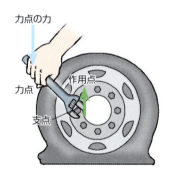

c クルミ割り器
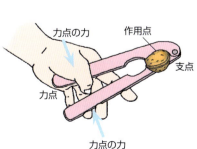

d 裁断機
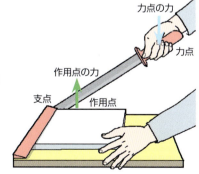

● 身体運動における第2のてこ

　つま先立ちをする際，中足指節関節部は支点となり，足関節の前方を通過している重心線の通過点は作用点となる。主動作筋となる下腿三頭筋の停止部は力点となる。このように，つま先立ちで身体を上方へ持ち上げる際には大きな力を要するため，第2のてこが関与している（図37）。

> 図37 **つま先立ちにおける第2のてこ**
> 第2のてこは大きな力を生み出すことができる。下腿三頭筋の作用によって身体は上方へ持ち上がる

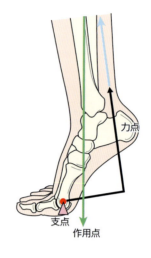

● 基本動作における第2のてこ

　脊髄損傷者が車椅子上で脚を組む場合，上肢で一方の下肢を他方の下肢の上へ持ち上げる必要がある。この場合，持ち上げる下肢の下に同側の前腕を通し，他方の大腿上に手関節を置く。この手関節部を支点とし，肘関節を伸展するように下肢を持ち上げると少ない力で容易に足を組むことができる（図38a）。この方法は，下肢から始まる寝返りを他動的に誘導する場合にも活用できる（図38b）。大腿の下に介助者の前腕を通して，反対側の大腿上に置いた手部を支点に下肢から体幹の回旋を誘導し，寝返りをアシストすることができる。

> 図38 **足組みや寝返りの誘導における第2のてこ**
> 力に有利な第2のてこは，筋力の弱い症例の基本動作や負担の少ない介助法において利用される
> a：脊髄損傷者が脚を組む場面
> b：下肢から始まる寝返りの介助の方法

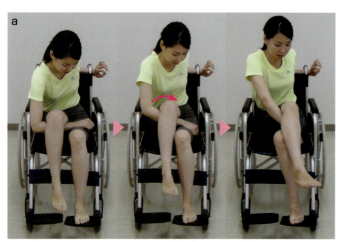
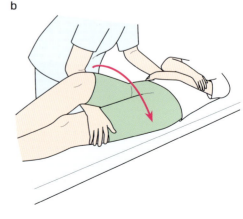

■ 第3のてこ

　第3のてこは，支点−力点−作用点の形をとるてこである（図39）。作用点と支点間の距離に比べて，力点と支点間の距離のほうが短いため力に関しては不利であるが，移動距離と運動の速さについては有利な特徴をもっている[3, 6]。

図39　第3のてこ
　支点−力点−作用点の順で，てこの遠位端の移動距離と速度に有利なてこである

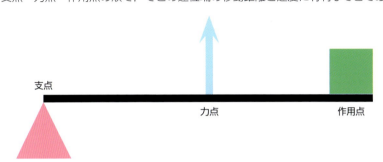

● 第3のてこの一般例

　第3のてこの一般的な例は，ピンセットが挙げられる。力点が支点に近く，作用点での力が弱くなる仕組みにより，繊細な作業に適している（図40a）。また，ボートのオール（図40b）やシャベル（図40c）を用いる際にも第3のてこが関与している[3, 6]。

図40　第3のてこの一般例
　第3のてこは力で不利な一方，移動距離と速さで有利なため，繊細な作業や反復動作でみることができる

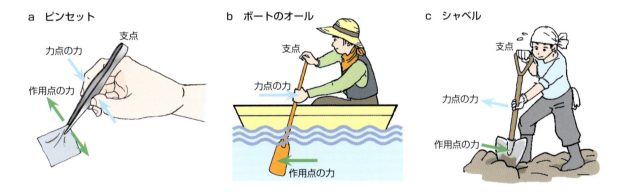

●身体運動における第3のてこ

　肘関節屈曲の際に，関節運動の軸となる肘関節は支点，上腕二頭筋の停止部は力点，前腕部の重心点は作用点となる（図41）。

図41 肘関節屈曲における第3のてこ
上腕二頭筋による肘関節の屈曲には第3のてこが関与している

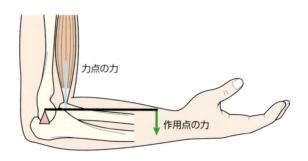

●基本動作における第3のてこ

　脊髄損傷の患者が車椅子上で片側下肢を持ち上げる動作で，股関節を支点として下肢を持ち上げる場合，前腕と大腿後面の接点が力点となって下肢の重量を持ち上げているため，第3のてこが当てはまる（図42）。第3のてこは，力よりも速さに有利な特性をもっている。そのため，残存している筋力が弱い症例は，この方法が適さないことがある。その場合は，第2のてこを利用するなどの工夫が必要である。しかし，ある程度の筋力が残存している症例にとっては，素早く下肢を持ち上げることができるため，有効である。

図42 足を持ち上げる動作における第3のてこ
第3のてこを利用し，股関節を支点に下肢の重量を上肢で持ち上げている

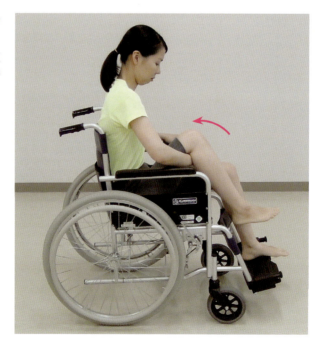

【文　献】
1)Houglum PA, ほか：力学的法則：運動力学. ブルンストローム臨床運動学 原著第6版（武田　功 監訳），5-6, 32-33, 35-48, 53-59, 医歯薬出版，2013.
2)中村隆一 ほか：円運動. 基礎運動学 第6版, p.26, 医歯薬出版, 2003.
3)弓岡光徳：バイオメカニクス. 臨床歩行分析ワークブック（武田　功 監，廣瀬浩昭 編），2-6, メジカルビュー社, 2013.
4)和田純夫：ニュートン力学の基本「運動の3法則」. ニュートン力学と万有引力（和田純夫 監），42-43, 48-49, 54-55, ニュートンプレス，2009.
5)廣瀬浩昭：歩行における下肢の関節運動と機能(1)－足関節と足部，膝関節－. 臨床歩行分析ワークブック（武田　功 監, 廣瀬浩昭 編），42-43, メジカルビュー社, 2013.
6)小川鑛一：ボディメカニクスを理解するためのやさしい力学. 看護・介護を助ける姿勢と動作, 107-113, 119-120, 東京電機大学出版局, 2010.
7)Neumann DA：生体力学の原則. 筋骨格系のキネシオロジー（嶋田智明，平田総一郎 監訳），82-83, 医歯薬出版，2005.
8)中村隆一 ほか：姿勢. 基礎運動学 第6版, 332-333, 医歯薬出版, 2003.
9)勝平純司 ほか：バイオメカニクスの基本事項. 介助にいかすバイオメカニクス, p.4, 医学書院, 2011.
10)小川鑛一：やってみようボディメカニクス. 看護・介護を助ける姿勢と動作, p.6, 東京電機大学出版局, 2010.
11)河村光俊：姿勢と運動の発達. PTマニュアル 小児の理学療法（奈良　勲 監），p.40, 医歯薬出版, 2002.

2

姿勢と姿勢制御の基本概念

2 姿勢と姿勢制御の基本概念

重心と支持基底面

　動作は身体を動かすことによってなされており，身体を動かすとは空間内で身体の質量を移動させることである．地球には重力が存在するので，ヒトは絶えず重力の影響を受ける．頭頸部や体幹，上下肢にはそれぞれの質量があるが，身体の質量を移動させるときには，そのときの姿勢に応じた力学的な質量の中心に重力が作用する．

■重心

　姿勢制御における基本的な概念は，身体の質量バランスを制御することにある．立位での身体の質量の中心は仙骨の前方にあり，身体質量中心（center of mass：COM）とよばれる．また，COMには重力が作用するので，COMから鉛直投影したものは身体重心（center of gravity：COG）とよばれる．

■支持基底面

　身体を支持する面とその部分を囲む領域を支持基底面（base of support：BOS）という．BOSは立位や座位姿勢，動作中など，さまざまに変化する（図1）．BOS内に重心があるときは姿勢が安定しているといえ，BOS外にあると不安定（倒れる）になる．ただし，歩行において慣性力が働いているときには重心がBOS外になることもある．
　身体の安定性はBOSの大きさ，重心の高さ，BOS内の重心の位置，体重によって決まる[1]．つまり，BOSが広い，重心の高さが低い，重心がBOS内の中心にある，体重が重い，という状態ほど安定性が高い．
　運動時に重心がBOSからはずれると重力により身体は傾き，不安定な姿勢となる．安定した姿勢を維持するには，重心位置を変化させるか，BOSを変化させる必要がある．姿勢制御とは，動作中に変化するBOS内に重心を維持させていく制御機能であり，歩行は身体の運動によりBOSからはずれた重心をBOS内に修正していく連続した動作といえる．

神経筋系による姿勢制御

　われわれが日常行っている動作を安定して継続するには，その動作に合わせた多様な姿勢制御が常に働いている必要がある．動作とその動作に対する姿勢制御を同時に実行するには，動作の指令と姿勢制御の実行プログラムが必要となり，それには神経筋系が大きく関係する．
　姿勢制御のプログラムが実行されるときには，まず前運動野・補足運動野（6野）で随意的な運動と姿勢制御のプログラムが生成され，動作は随意的な運動として一次運動野（4野）から外側皮質脊髄路を介して行われ，姿勢制御は皮質－網様体投射，網様体脊髄路を介して行われると考えられる[2]．

これらの姿勢制御は大きく予測的姿勢制御（フィードフォワード系）と代償的姿勢制御（フィードバック系）に分けられる。通常，姿勢制御を行うときは，この2つの制御系の適切な調節のうえに成り立つ。

■ 予測的姿勢制御

予測的姿勢制御（anticipatory postural control）とは，これから行う動作に最適な姿勢を前もって予測して調整する制御機能である[3]。

例えば，図2に示したように伸縮性のあるゴムバンドを引っ張るときには，引く動作を

図1 姿勢によるBOSの変化
aは立位時，bはステップ時，cは座位時における姿勢とBOS。BOSは姿勢によって変化する

a 立位時　　　　　　b ステップ時　　　　　c 座位時

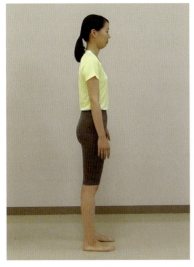
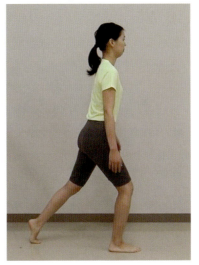
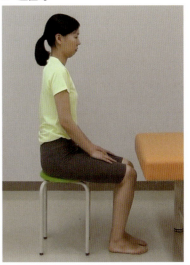
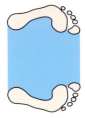
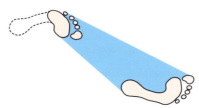

図2 予測的姿勢制御
対象者に伸縮性のあるゴムバンドを引くように指示をすると，運動が起きる前に下腿，大腿，胸腰部，上肢の筋の緊張度が上がる

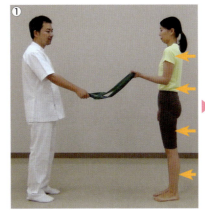
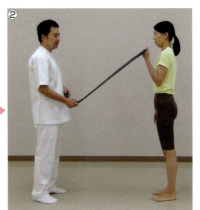

開始する前に下腿部，大腿部，胸腰部，上肢の筋の緊張度が上がり，あらかじめ動作遂行の準備段階を作り出す。その後，手指を屈曲させてゴムバンドを握り，引っ張るという動作が遂行される。すなわち，これから行う動作に必要な姿勢を予測し，姿勢を制御した後に動作を実行する。

■代償的姿勢制御

代償的姿勢制御（compensatory postural control）とは，予期されない姿勢変化に対して姿勢を安定化する制御機能であり，感覚に基づくフィードバック系の姿勢調整である。すなわち，感覚を感知した後に姿勢制御を行うというものである。例えば，電車に乗っているときに起こる外乱に対し姿勢制御を行う場合には，このフィードバック系が機能している。姿勢制御に必要な感覚として，体性感覚（固有感覚），前庭感覚，視覚がある。

●体性感覚（固有感覚）

姿勢制御に必要な感覚器官としては，筋紡錘，ゴルジ腱器官，関節受容器，パチニ小体，マイスネル小体，メルケル円盤，ルフィニ終末などがある。

筋紡錘は骨格筋に存在し，筋の伸張度を受容する。その情報はⅠa，Ⅱ型線維によって，脊髄やほかの神経へ伝達される。ゴルジ腱器官は筋腱移行部にあり，筋や腱の伸張度を受容する。その情報はⅠb線維によって脊髄や小脳へ伝達される。関節受容器は，関節包や関節靱帯にあるさまざまな受容器によって，各関節の位置覚や運動覚を受容する。パチニ小体，マイスネル小体，メルケル円盤，ルフィニ終末は皮膚受容器であり，振動や圧力，皮膚の変位を受容する。

●前庭感覚

前庭器である卵形嚢，球形嚢，三半規管の3つの受容器により受容される感覚である。卵形嚢，球形嚢は直線加速度を受容しており，頭部が傾斜すると有毛細胞が刺激され，傾斜を検出する。三半規管は前半規管，後半規管，水平半規管の3つの半規管からなり，角加速度を受容する。これら3つの半規管により，頭部の回転する動きを受容する。頭部が回転すると内リンパが相対的に流動し，頭部の回転を検出する。

●視覚

目によって受容される情報である。網膜に写る網膜像から，周囲の環境に対して身体の位置がどのような状況にあるのかを知覚する。視覚の情報は視索，外側膝状体を経て，大脳皮質の視覚野に送られる。視覚による姿勢制御への影響は，開眼，閉眼で片脚立位をすると知ることができる。閉眼では開眼に比べ，50％以上身体動揺が大きくなる[4]。

外乱に対する姿勢制御

身体に外乱が加わったときにはさまざまな機能が働き，安定した姿勢を保持する姿勢制御がみられる。ここでは外乱を加えたときにみられる姿勢制御について，立ち直り機能，平衡機能，保護伸展機能を含めた姿勢制御について解説する。

■骨盤が側方傾斜したときの姿勢制御：座位

座位時に左右へ骨盤帯を傾斜させると，傾斜した方向とは逆の方向へ頸部，体幹の側屈が起こる姿勢制御がみられる（図3）。姿勢を直立に保つときには，腰椎は骨盤の回転とは反対方向に回転し，その結果，体幹は直立に保たれる[5]。これは腰椎骨盤リズムとよばれ，立ち直り機能はこの腰椎骨盤リズムのうえに成り立っている。

図3　骨盤が側方傾斜したときの姿勢制御：座位

骨盤帯を左へ傾斜させると頸部，体幹の右側への側屈がみられる（a）。次に骨盤帯を右へ傾斜させると，頸部の左側への側屈，体幹の左側への側屈がみられる（b）

動画はこちら

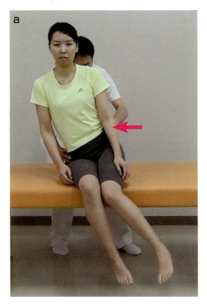
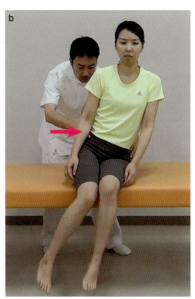

■身体が傾斜したときの姿勢制御：膝立ち位

膝立ち位で骨盤帯を左右へ移動させると，移動させた方向とは逆の方向へ頸部，体幹が側屈する（図4）。また，骨盤帯を移動させた方向と逆側の上肢と下肢が外転する。ここでは，視覚や体性感覚，前庭感覚による傾斜に対する姿勢制御がみられる。

図4　身体が傾斜したときの姿勢制御：膝立ち位

骨盤帯を左に移動させて身体を傾斜させると，頸部，体幹の右側屈，左右上肢，右下肢の外転がみられる（a）。骨盤帯を右に移動したときには頸部，体幹の左側屈，左右上肢の外転，左下肢の外転，伸展がみられる（b）

動画はこちら

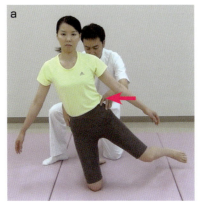
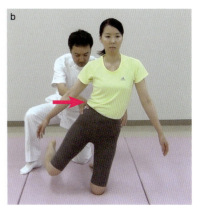

■側方への保護伸展機能：座位

　ここでは外乱を加える前に左肩関節を外転・外旋し，肩甲骨を後傾した状態で肩関節の可動域の制限が入らないように右側方へ外乱を加えた（図5）。右上肢を治療台につき，頭部を保護するために頭部の落下する位置を支持する姿勢制御が起きる。外乱の入力がなくなると，頸部，体幹が左へ側屈する立ち直り機能がみられる。このとき，はじめにBOSであった左殿部から大腿後面は治療台から離れ，新たなBOSは右手掌と右殿部と大腿後面の外側を囲む範囲となる。

図5 側方への保護伸展機能：座位
左上肢に右側方へ外乱を加えると，頸部の左側屈，保護的な右肩関節の外転，右手関節の背屈，右手指の伸展，外転が起き，右上肢を治療台につく

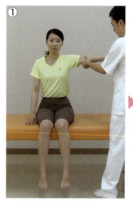
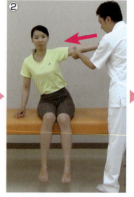
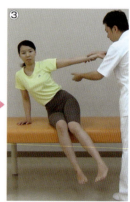

■後方への保護伸展機能：座位

　右肩甲帯に後方へ外乱を加えると，初期には頸部の屈曲により姿勢制御するが，動揺が大きいため頭頸部，体幹を右回旋しながら右上肢を保護的に伸展し治療台につく姿勢制御がみられる（図6）。上肢を治療台へついて新たなBOSを作り出し，安定した姿勢を保持す

図6 後方への保護伸展機能：座位
右肩甲帯に後方へ外乱を加えると，初期には頸部の屈曲が起こる。その後，頭頸部，体幹を右回旋しながら，右肩関節の伸展，右肘関節の伸展，右手関節の背屈，右手指の伸展，外転が起こり，上肢を治療台へつく保護的な姿勢制御がみられる

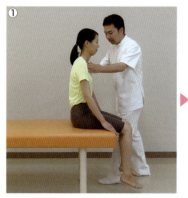
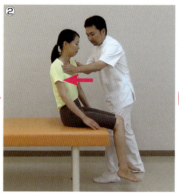
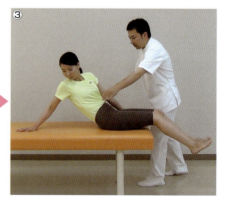

る姿勢制御が起きる。このとき，股関節を屈曲，膝関節を伸展し，外乱と反対の方向へモーメントを発生させる。さらに，大腿後面を治療台から離して，BOSを後方へ移動する。

■前方への保護伸展機能：立位

肩甲帯に前方へ外乱を加えると初期には足関節が底屈し，足関節戦略による姿勢制御がみられる。しかし，動揺が大きく足関節戦略だけでは姿勢制御ができないときには，肩関節を屈曲させ上肢を治療台について新たなBOSを作り出す(図7)。

図7 前方への保護伸展機能：立位
肩甲帯に前方へ外乱を加えると，足関節の底屈とともに肩関節を屈曲，手関節を背屈，手指を伸展，外転し，治療台に上肢をつく保護的な姿勢制御がみられる

動画はこちら

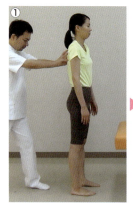
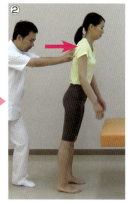
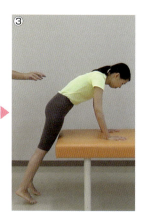

姿勢制御の戦略

運動で姿勢が変化するときや身体に外乱が加えられたときには，姿勢をより安定させるために制御が必要となる。方法としては，姿勢を変化させて重心をBOS内に維持するか，新たなBOSを作り出すかである。立位での身体の姿勢制御としては，大きく分けて，

①足部と足関節から始まる姿勢制御機能の足関節戦略(ankle strategy，図8)
②股関節から始まる姿勢制御機能の股関節戦略(hip strategy，図9)
③下肢をステップさせる，あるいはリーチを用いて姿勢制御を行うステッピングあるいはリーチング戦略(stepping strategy or reaching strategy，図10)

の3つに区分される[6]。足関節戦略，股関節戦略は重心をBOSに保持する戦略であり，ステッピング戦略は新たなBOSを作り出す戦略である。

筋活動パターンの特性として，足関節戦略の筋収縮パターンは遠位筋から近位筋へと起こる。前方への動揺に対しては，腓腹筋に始まり，ハムストリングス，傍脊柱筋へと続く。後方への動揺に対しては，前脛骨筋に始まり，大腿四頭筋，腹筋群へと続く。股関節戦略の筋収縮パターンは近位筋から遠位筋へと起こる。前方への動揺に対しては，腹筋群から始まり大腿四頭筋へと続く。後方への動揺に対しては，傍脊柱筋から始まりハムストリングスへと続く。

このように，姿勢が不安定になったときにはさまざまな戦略によって姿勢制御を行っており，支持面がしっかりしているときや重心の移動が小さいときには主に足関節戦略が機能し，重心の移動が大きくなるにつれ，股関節戦略，ステッピング戦略で姿勢制御を行っ

図8 肩甲帯からの外乱に対する足関節戦略

a：前方への動揺に対して足関節を底屈し，重心をBOS内に保持する

b：後方への動揺に対して足関節を背屈，足趾を伸展し，重心をBOS内に保持する。足関節戦略は足関節の動きによって姿勢制御を行う

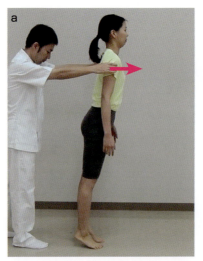
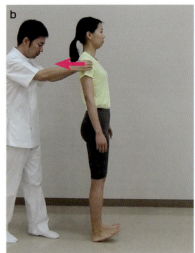

図9 肩甲帯からの外乱に対する股関節戦略

a：前方への動揺に対して股関節を屈曲させ，重心をBOS内に保持する

b：後方への動揺に対して股関節を伸展させ，重心をBOS内に保持するように姿勢を制御する。股関節戦略は股関節の動きによって姿勢制御を行う

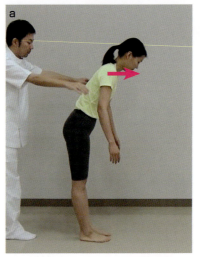
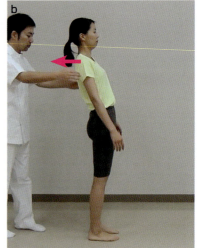

図10 肩甲帯からの外乱に対するステッピング戦略

a：前方への動揺に対し，前方へステップすることによって新たなBOSを作り出し，重心をBOS内に保持する

b：後方への動揺に対し，後方へステップすることによって新たなBOSを作り出し，重心をBOS内に維持する。ステッピング戦略は下肢をステップさせることで姿勢制御を行う

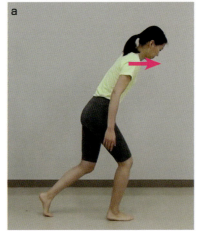
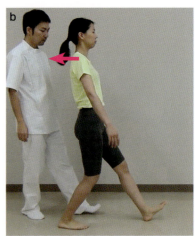

ている[7]（図11）。しかし実際には，足関節戦略とステッピング戦略を組み合わせた姿勢制御やすべての戦略を組み合わせた姿勢制御が行われ，これらの戦略を効率よく組み合わせることによって，よりすばやく正確な姿勢制御を行っている。

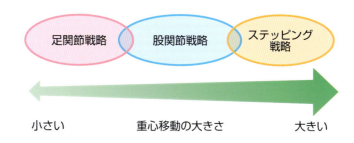

図11 重心移動の大きさによる姿勢制御の戦略
重心移動が小さいと足関節戦略で姿勢制御を行い，重心移動が大きくなると股関節戦略，ステッピング戦略をとる

足関節戦略

●前方への外乱に対する足関節戦略

前方への外乱が比較的小さいときには，足関節にて姿勢を制御する足関節戦略がみられる。ここでは下腿三頭筋を働かせ足関節を底屈し，踵を床面から離し，BOSを前方へ移動して安定した姿勢を保持する姿勢制御が起きる（図12）。

図12 前方への外乱に対する足関節戦略
肩甲帯に前方へ外乱を加えると，足関節が底屈して踵が床面から離れる

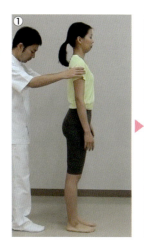
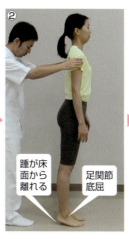
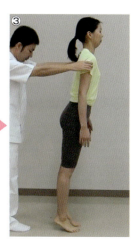

●後方への外乱に対する足関節戦略

　後方への外乱が比較的小さいときには，足関節で姿勢を制御する足関節戦略がみられる。ここでは前脛骨筋を働かせて足関節を背屈し，足尖を床面から離し，BOSを後方へ移動させ，安定した姿勢を保持する（図13）。

図13 後方への外乱に対する足関節戦略
肩甲帯に後方へ外乱を加えると，足関節が背屈して足尖部が床面から離れる

動画はこちら

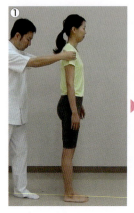 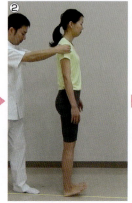 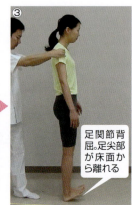

足関節背屈。足尖部が床面から離れる

●側方への外乱に対する足関節戦略

　骨盤帯を左へ移動させて左股関節が内転，右股関節が外転すると，左足部を内反，右足部を外反し，BOSを左足部の外側，右足部の内側へ移動させる（図14）。

図14 側方への外乱に対する足関節戦略
骨盤帯に左側方へ外乱を加えると，左足部の内反，右足部の外反，右肩関節の外転がみられる

動画はこちら

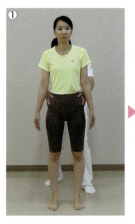 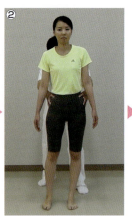 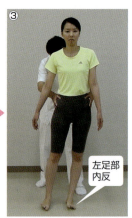

左足部内反

股関節戦略

●前方への外乱に対する股関節戦略

　足部から外乱を加えると体幹の屈曲がみられ，それに伴い股関節を屈曲してBOS内へ重心を維持する姿勢制御が観察される。股関節戦略の筋の収縮パターンは近位筋から遠位筋へと起こる。すなわち，腹筋群から始まり，大腿四頭筋の収縮へと続く[8]。

　臨床場面において，肩甲帯から外乱を加えた姿勢制御では同様の姿勢制御が観察されることが多い（図15）。しかし，骨盤帯から外乱を加えると，股関節を伸展してBOS内へ重心を維持する姿勢制御が観察されることが多い。

図15 前方への外乱に対する股関節戦略
肩甲帯に前方へ外乱を加えると，股関節の屈曲とそれに伴う体幹の屈曲がみられる

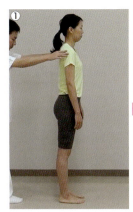
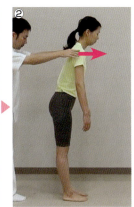
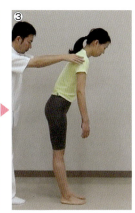

●後方への外乱に対する股関節戦略

　足部から外乱を加えると，体幹の伸展に伴う股関節の伸展がみられ，BOS内へ重心を維持する。筋の収縮パターンは，傍脊柱筋からはじまりハムストリングスの収縮に続く[8]。

　臨床場面において，肩甲帯から外乱を加えた姿勢制御では同様の姿勢制御が観察されることが多い（図16）。しかし，骨盤帯から外乱を加えると，股関節を屈曲してBOS内へ重心を維持する姿勢制御が観察されることが多い。

図16 後方への外乱に対する股関節戦略
肩甲帯に後方へ外乱を加えると，股関節の伸展とそれに伴う体幹の伸展がみられる

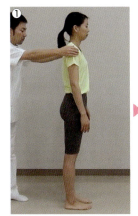
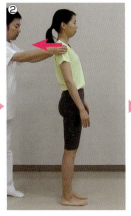
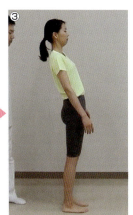

■ ステッピング戦略

● 前方への外乱に対するステッピング戦略

　肩甲帯に前方へ外乱を加えると，まず足関節の底屈，股関節の屈曲がみられ足関節戦略，股関節戦略にて姿勢制御をする。足関節戦略や股関節戦略は足部の大きさや関節の可動域による制限が伴うので，外乱が大きくて対応できないときには，新たなBOSを作り出すステッピング戦略にて姿勢制御を行う（図17）。

図17 前方への外乱に対するステッピング戦略
肩甲帯に前方へ外乱を加えると，足関節が底屈して踵が床面から離れるとともに，股関節の屈曲がみられる。さらに前方移動に伴い，右下肢を前方へステップさせる

動画はこちら

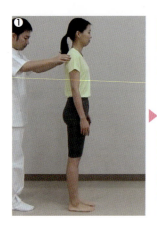
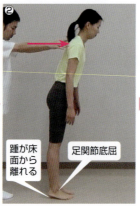
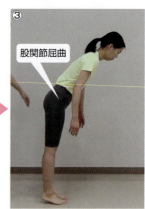
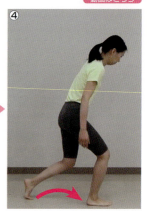

● 後方への外乱に対するステッピング戦略

　肩甲帯に後方へ外乱を加えると，外乱が比較的小さいときには足関節の背屈や股関節の伸展がみられ，足関節戦略，股関節戦略にて姿勢制御を行う。しかし，外乱が大きく前述の2つの戦略で対応しきれないときには，下肢を後方へステップして新たなBOSを作り出すステッピング戦略にて姿勢制御を行う（図18）。

図18 後方への外乱に対するステッピング戦略
肩甲帯に後方へ外乱を加えると初めに足関節の背屈が起き，足尖部が床面から離れるとともに股関節が伸展する。その後，右下肢を後方へステップさせる

動画はこちら

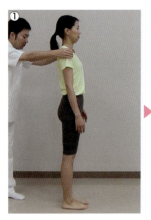
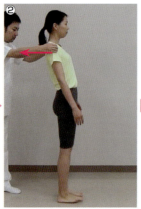
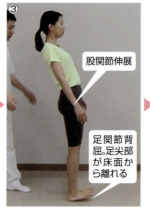
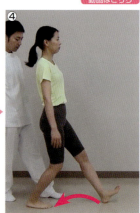

●側方への外乱に対するステッピング戦略

外乱が小さい初期には，足関節戦略によって姿勢制御を行う．ここでは左足部の内反，右足部の外反によってBOSを左足部の外側，右足部の内側へ移動する．外乱が大きくなると右股関節を内転し，ステップを行い，新たなBOSを作り出す（図19）．

図19 側方への外乱に対するステッピング戦略

骨盤帯に左側方へ外乱を加えると，まず左足部の内反，右足部の外反がみられる．さらに外乱を加えると，右股関節を内転し，右下肢を左側方へステップする．ステップ時には両肩関節の外転がみられる

動画はこちら

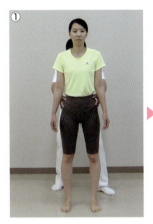 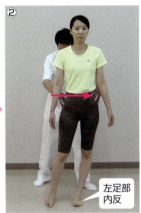 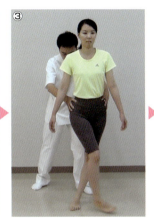 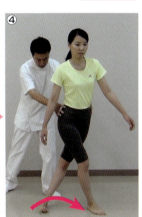

左足部内反

【文　献】
1) Houglum PA, et al.：力学的法則：運動力学．ブルンストローム臨床運動学 原著第6版（武田 功 統括監訳），28-82，医歯薬出版，2013．
2) 高草木 薫：大脳基底核による運動の制御．臨床神経 49(6)，325-334，2009．
3) 弓岡光徳 ほか：最新のボバースアプローチの紹介 －立位から臥位への姿勢変換を中心に－．西九州リハビリテーション研究 5，67-77，2012．
4) 中村隆一 ほか：感覚器の構造と機能．基礎運動学 第6版，154-167，医歯薬出版，2003．
5) 大田尾浩：股関節の構造と機能．エッセンシャル・キネシオロジー（弓岡光徳 ほか監訳），225-268，南江堂，2010．
6) Houglum PA, et al.：立位と歩行．ブルンストローム臨床運動学 原著第6版（武田 功 総括監訳），486-493，医歯薬出版，2013．
7) 政二 慶：立位姿勢の制御機構．姿勢の脳・神経科学（大築立志 ほか 編），51-69，市村出版，2011．
8) Shumway-Cook A, ほか：モーターコントロール 原著第4版（田中 繁，高橋 明 監訳），163-198，医歯薬出版，2013．

3

基本動作の治療手技の実際

3 基本動作の治療手技の実際

前田昭宏，弓岡まみ

基本動作の治療手技を行うための重要ポイント

■ 姿勢・運動制御システム

　基本動作の遂行は，神経機能，感覚機能，運動機能，認知機能，覚醒を含む精神機能などが相互にシステムとして関係し達成されている．

　そのシステムは，重力の影響下にある身体の制御を行い，動作に見合った身体のパーツの配列の組み合わせと方向づけ，安定性を供給することで効率よく動作を行うことを可能としている．このことを姿勢・運動制御システムとよぶが，基本動作の治療・評価において重要なポイントとなる．

■ 基本動作が障害される原因を考える

　基本動作が障害される原因はさまざまである．例えば，

- 脳の血管障害や変性疾患，脊髄レベルでの損傷や変性が起因となる神経系の破綻により筋出力や感覚入力に障害が起きるもの
- 筋，骨または関節に対する外傷性や変性疾患，痛み，廃用などの運動器の障害によるもの
- 認知機能の低下，精神機能低下や高次機能の障害

などが挙げられる．

　このように基本動作の障害はさまざまな機能障害に起因しているため，背景にある姿勢・運動制御システムが問題となる．つまり，整形外科系疾患，中枢神経系疾患，廃用性疾患など疾患は違っても，問題の背景は共通していると考えてよい．基本動作に必要な姿勢・運動制御システムを分析・評価していくことが，治療手技のポイントとなる．

■ 基本動作の構成要素を理解する

　基本動作を理解するためには，動作を達成するための構成要素（component）を理解する必要がある．基本動作の構成要素としては，

- 開始姿勢
- 動作を遂行する順序性
- 運動の組み合わせ
- 運動の方向性
- スピードとタイミング（動作の順序性，組み合わせ，方向性の要素として）
- 最終姿勢

があり，これらは姿勢・運動制御システムを基盤に実現している．

　姿勢・運動制御システムは基本動作において安定性と高度な運動制御を提供し，構成要素の選択肢の多さと多様性をもたらしている．この選択肢の多さと多様性によって，さまざまな環境に効率よく適応することができる．

　基本動作の治療では上記の構成要素が治療の対象となるため，構成要素について理解することが治療の効果を確実なものとする．

基本動作の治療手技：接触，誘導の方法を考える

■患者に触れることが治療の始まり（hands on）

患者に手で触れることにより，接触した面から，
- 皮膚や筋の軟らかさ，形状，温度，軽さ，重さ，硬さ
- muscle toneの状態，筋，関節，骨のアライメント
- 心理状態として否定的，協力的なのか

などの反応を感じ取れるはずである。

またセラピストは，患者に触れることで相手に，
- 感覚情報（体性感覚・固有感覚など）
- 安定性
- 安心感
- 運動の方向
- 注意や意識づけ
- 治療対象

などを感じさせるよう注意しなければならない。

セラピストは相手の反応を観察し，接触面の部位（筋，皮膚，骨，関節部分など）や広さ，筋の走向を考慮した接触など，反応がよい方法を常に選択していく。

■患者の身体の誘導

患者の身体を誘導することによって，
- 姿勢・運動制御システムの機能性の評価と治療
- 相手の反応や，相手のもっている戦略の評価と治療
- 中枢と末梢の関連性の評価と治療
- 動作の構成要素の評価と積極的な治療

が可能となる。

●身体の誘導の方法・注意点

姿勢・運動制御システムを考慮した，安定性を伴った運動性を引き出す。
- 動作の構成要素を理解し，運動方向やタイミングなどを適切な状態にしていく。
- 随意的で選択的な運動を助ける。
- 患者の反応に合わせる。
- 誘導する場所（ポイント）を変えることで，適切な安定性と運動性の反応を引き出すことが可能：
    - ◆末梢部分（手，前腕部，足部，下腿部）
    - ◆近位部（肩甲帯，股関節周囲部）
    - ◆中枢部（胸郭，腹部，骨盤）
- 誘導は決して他動的にせず，能動的な反応を引き出すよう介入を行う。さまざまなシステムを機能的に働かせることを目的とする必要がある。
- 言語の使用：運動の方向やタイミング，注意を向けさせるときなど，強調したい場合に使用

する．しかし，言語による誘導が多すぎると，間違った構成要素の動作の出現や動作の混乱が起こりやすくなる．そうすると誘導が困難になり，反応も悪くなる．

■ 言語を使った非接触的治療（hands off）

- 接触した手を離し，言語などで患者の動作を治療し誘導する．
- 最終的には，言語指示で動作が効率よく行われることが重要である．

接触しての誘導（hands on）から，非接触（hands off）へのタイミングが難しい．いつまでもhands onでは逆に潜在能力を引き出せず，早すぎるhands offは非効率な構成要素の動作となってしまい，誤った運動学習をしてしまう．適切にhands offへ切り替えるには，患者の反応や姿勢・運動制御システムを含む構成要素を感じとれる誘導技術能力と，分析・評価能力が重要となる．

基本動作の治療手技の工夫と注意点

■ 患者の能力に合わせて治療場面を変える

ある基本動作の構成要素の実行を可能にする身体機能と姿勢・運動制御システムは，ほかの基本動作でも使用されている．例えば，寝返り動作で問題となる箇所は，起き上がり動作や立ち上がり動作，歩行動作などでも共通の問題として出現することになる．すなわち，歩行動作における機能的問題を，患者の能力レベルに合わせてより容易な別の治療場面（例：寝返り動作など）で治療を展開することが可能となる．

■ 代償動作に注意する

さまざまな機能障害が生じると，その機能に代わる別の戦略で動作を遂行しようとする．これを代償（compensation）動作とよぶ．

代償動作の多くは努力的であり，構成要素を非効率な動作へと変えてしまう．非効率な動作の反復は定型的なパターンの運動学習になりやすく，最終的に姿勢・運動制御システムの機能低下につながる．これは，環境適応のための多様性を失ってしまうことを意味している．さらに，脳卒中などでは努力的な代償動作のために連合反応を誘発してしまい，治療をより難しくしてしまう．

本来の機能の回復（recovery）を目指すのであれば，治療者は代償動作の出現に注意し，代償動作の減少・消失を治療目標の一つとしなければならない．

※次章から解説する基本動作の治療手技は，すべて脳卒中右片麻痺患者を想定して解説している．

【文 献】
1）Houglum PA, ほか：ブルンストローム臨床運動学 原著第6版（武田 功 監訳），83-121, 医歯薬出版，2013．
2）Shumway-Cook A, ほか：モーターコントロール 原著第3版（田中 繁，高橋 明 監訳），152-298, 医歯薬出版，2009．

4

背臥位・側臥位・腹臥位へのアプローチ

4 背臥位・側臥位・腹臥位へのアプローチ
背臥位・側臥位・腹臥位の基礎知識

廣瀬浩昭

はじめに

　臥位（lying）は，安静に休息するときの体位（position）であるとともに，寝返り動作や起き上がり動作の開始姿勢である．具体的には，背臥位（仰臥位，supine position），側臥位（side lying position），腹臥位（伏臥位，prone lying position），半側臥位（half side-lying position），半座位（semi-sitting position）などがある．

　臥位は休息や睡眠のために長時間とる姿勢のため，不良な姿勢だと褥瘡・関節拘縮・変形・異常筋緊張などの二次的障害につながる．また，移動動作の開始姿勢となるため，"動き"を阻害する姿勢だと"動き"につながらない．セラピストは臥位姿勢を評価して二次的障害を引き起こさないよう治療し，関係職種とともにクッションや多機能ベッドを用いて環境調整を行う．同時に，寝返りや起き上がりといった"動き"につながるよう治療する．

背臥位の概要と特徴

　健常者の背臥位は顔面・身体の前面を天井へ向けた姿勢で，図1のように両側上肢は伸展位で体側におき，両側下肢は伸展位をとる．

　一般に，リラックスした状態では，頸部中間位，上肢は両側とも肩関節伸展0°位・軽度外転位・軽度外旋位，肘関節伸展0°位，前腕軽度回外位，手関節中間位，下肢は両側とも股関節伸展0°位・軽度外転位・軽度外旋位，膝関節伸展0°位，足関節底屈位をとる．

　背臥位は支持基底面（base of support：BOS）が広く，重心位置が低い安定した姿勢である．支持面と接する身体部位が多いため，身体部位の認知改善に利用される．ベッドなど支持面に適応する場合には，リラックスして姿勢筋緊張は低くなる．背臥位は安定性が高い姿勢であるが，逆に"動き"を起こしにくい姿勢という特徴がある．

図1　健常者の背臥位姿勢
a：枕なし．頸部中間位，両側ともに肩関節中間位，肘関節伸展0°位，前腕中間位，手関節中間位，股関節中間位，膝関節伸展0°位，足関節底屈位である
b：枕あり．頸部屈曲位，両側ともに肩関節中間位，肘関節伸展0°位，前腕中間位，手関節中間位，股関節中間位，膝関節伸展0°位，足関節底屈位である

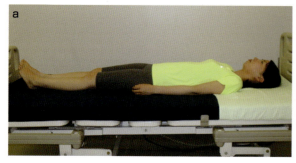
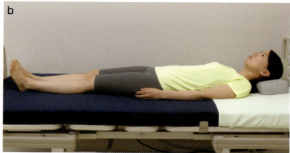

側臥位の概要と特徴

健常者の側臥位は図2aに示すように，背臥位の姿勢を正中線を軸に90°回転した姿勢である。両側上肢は伸展位で体側におき，両側下肢は伸展位をとるが，BOSが狭く不安定である。この姿勢では前方にも後方にも転がりやすくなる。そこで，図2bのように両側または一側の股関節と膝関節を屈曲し，両側の肩関節と肘関節を屈曲して安定性を高めることが多い。

側臥位は背臥位や腹臥位と比較して，重心位置が高く不安定である。逆に，"動き"を起こしやすい姿勢であり，容易に前方や後方に転がって寝返りや起き上がりにつなげることができる。一般に，身体左側を下にした側臥位を左側臥位，右側を下にした側臥位を右側臥位という。下方の身体で体重を支えるため，下方の上肢・下肢に支持性が要求される。そのため，脳血管障害片麻痺患者で麻痺側下方の側臥位は，疼痛などへの注意は必要であるが，麻痺側身体の認知改善に利用される。

半側臥位は，背臥位と側臥位との中間姿勢と，側臥位と腹臥位との中間姿勢がある。体位変換，体位排痰法，呼吸管理などに用いられる。

図2 健常者の側臥位姿勢
a：支持基底面の狭い左側臥位。頸部軽度左側屈位，左側肩関節屈曲位，右側肩関節中間位，両側とも肘関節伸展0°位，前腕中間位，手関節中間位，股関節中間位，膝関節伸展0°位，足関節底屈位である
b：支持基底面を広げた左側臥位。頸部軽度左側屈位，上肢は両側とも肩関節屈曲位，肘関節屈曲位，下肢は両側とも股関節屈曲位，膝関節屈曲位，足関節底屈位である

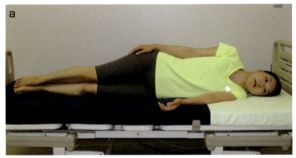
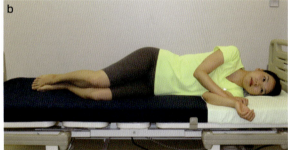

腹臥位の概要と特徴

健常者の腹臥位は図3aに示すように，背臥位の姿勢を正中線を軸に180°回転した姿勢である。腹部を下方にしたうつむきで，一般に両側上肢は伸展位で体側におき両側下肢は伸展位をとるが，頭部が不安定となる。そこで，通常は図3bのように頭部を右側または左側に回旋するか，前頭部をクッションで固定する。

一般に，両側上肢を体側においた腹臥位は，頸部右または左回旋位，上肢は両側とも肩関節伸展0°位・軽度外転位・軽度内旋位，肘関節伸展0°位，前腕軽度回内位，手関節中間位，下肢は両側とも股関節伸展0°位・軽度外転位・軽度内旋位，膝関節伸展0°位，足関節底屈位をとる。なお，図3a，bでは，上肢は両側とも肩関節外転位・外旋位，肘関節屈曲位，前腕回内位をとっている。

腹臥位はBOSが広く，重心位置が低い安定した姿勢である。支持面と接する身体部位が身体前面で多いため，身体部位の認知改善に利用される。背臥位と同様に，ベッドなど支持面に適応する場合には，リラックスして姿勢筋緊張は低くなる。腹臥位は安定性が高い姿勢であるが，"動き"を起こしにくい特徴をもつ姿勢である。

図3　健常者の腹臥位姿勢

a：頭部が不安定な姿勢。頸部中間位，上肢は両側ともに肩関節外転位・外旋位，肘関節屈曲位，前腕回内位，手関節中間位，下肢は両側とも股関節伸展0°位・軽度外転位・軽度内旋位，膝関節伸展0°位，足関節底屈位である

b：頭部を安定化した姿勢。頸部右回旋位，上肢は両側ともに肩関節外転位・外旋位，肘関節屈曲位，前腕回内位，手関節中間位，下肢は両側とも股関節伸展0°位・軽度外転位・軽度内旋位，膝関節伸展0°位，足関節底屈位である

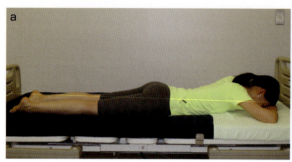
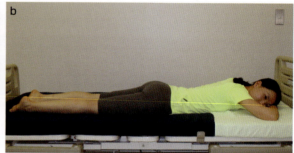

半座位の概要と特徴

健常者の半座位は図4に示すように，背臥位の姿勢から上体を15°～45°起こした姿勢である。両側上肢は伸展位で体側におき，両側膝関節は伸展位をとるが，両側股関節は15°～45°屈曲する。ファウラー位（Fowler position）は，背臥位から上体を約45°起こした姿勢で，両側の股関節と膝関節を屈曲した姿勢である。

半座位は背臥位と比較して重心位置は高いが，支持面が身体後面をサポートするので安定している。

図4　健常者の半座位姿勢

頸部中間位，上肢は両側ともに肩関節中間位，肘関節伸展0°位，前腕回外位，手関節軽度掌屈位，下肢は両側とも股関節40°屈曲位，膝関節伸展0°位，足関節底屈位である

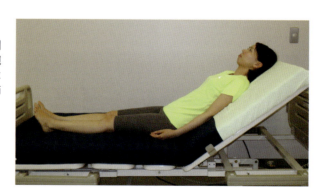

ポジショニング

ポジショニングの概要

ポジショニング（positioning）は，急性期または身体を自由に動かせないときに，褥瘡や関節拘縮の予防のため，または身体の左右差を軽減させて運動を生じやすくさせるための手技である．一般に，四肢・体幹・頭部を左右対称に整え，身体各部を安定化させる手技をいう．

身体に障害をもち自由に動くことができない状態では，重力は大きな負荷となり，背臥位・腹臥位・側臥位・座位において不良姿勢を引き起こす．例えば，脳血管障害片麻痺患者では，麻痺側下肢は重力に抗することができず，麻痺側股関節の過度な外旋位・足関節の過度な底屈位といった異常姿勢がみられる．この異常姿勢が続くと，四肢の循環障害や，仙骨・肩甲骨・外果などの骨上皮膚面が長時間圧迫されることで褥瘡が生じる．また，不良姿勢は二次的障害として変形・関節拘縮を引き起こし，各種動作の遂行を阻害する．さらに，麻痺側の不自由な動きを代償するために，非麻痺側上肢・下肢は過度な代償運動を行う．この過度な代償運動は左右差を助長して，非麻痺側上肢・下肢に対して運動の円滑さを失わせる．

背臥位（仰臥位）のポジショニング

脳血管障害急性期には，麻痺側上下肢と体幹の筋緊張は低く，麻痺側が重力に引かれて落ち込む．すなわち，非麻痺側と比較して麻痺側の肩関節外旋[1]，股関節外旋[1]が過度に起こり，身体が外に開いたような状態となって不安定となる（図5a）．

そこで，図5bのように，麻痺側の肩関節・肩甲骨と骨盤の下にクッションまたは折りたたんだタオルケットやバスタオルなどを入れて，姿勢の左右差を起こさないようにする．このポジショニングによって，非対称な姿勢が左右対称な姿勢になり安定する．また，麻痺側の肢位を修正することで非麻痺側上下肢・体幹がリラックスし，麻痺側の肩の痛みや手の浮腫の予防にもつながる．

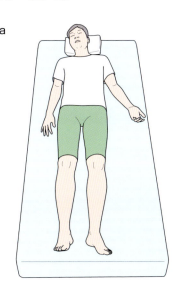 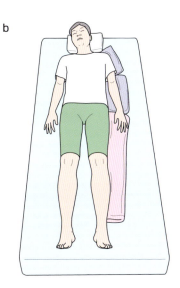

図5 脳血管障害患者背臥位の典型的異常姿勢（a）とポジショニング（b）

a：非麻痺側（右）と比較して，麻痺側（左）は肩甲骨後退位，肩関節外転位・外旋位，骨盤後退位，股関節外旋位である

b：麻痺側（左）の肩甲骨，上腕部，前腕部，骨盤，大腿部，下腿部にクッションまたはタオルケット・バスタオルを折りたたんで差し入れ，麻痺側の肩甲骨後退，肩関節外転・外旋，骨盤後退，股関節外旋が起こらないようにする

【文献】
1）髙井浩之 ほか：脳卒中におけるポジショニング．理学療法 29(3), 257-263, 2012.

背臥位・側臥位・腹臥位における寝返り，起き上がり，立位，歩行につなげるための治療手技

弓岡光徳，前田昭宏

はじめに

ここでは，脳卒中片麻痺患者を想定した治療法について解説する。

臥位で行う治療では，重力との関係による筋活動の活性化が目的であり，寝返り，起き上がり，立位，歩行へとつなげるために行う。

テンタクル活動，ブリッジ活動，ブリッジ－テンタクル活動

重力との関係による筋活動の活性化の方法として，臥位でのテンタクル活動，ブリッジ活動，ブリッジ－テンタクル活動を理解すると実施する手技がわかりやすい。

- テンタクル活動：臥位，座位，立位などの姿勢において，身体の遠位部が支えられておらずかつ重力方向に対して垂直な状態では，筋活動は最小である。しかし，身体遠位部が重力方向から離れた場合に，身体部分の上側に筋活動が生じる。これをテンタクル活動という（図1）。
- ブリッジ活動：身体が床・ベッドなどに接している2点間でアーチを保とうとする際に，身体の下側に筋活動が生じること（図2）。
- ブリッジ－テンタクル活動：ブリッジ活動とテンタクル活動が同時に起こる場合のことであり，身体の上側と下側が活動する[1]（図3）。

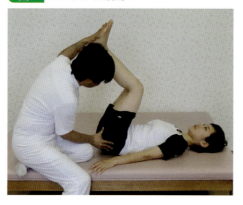

図1 テンタクル活動

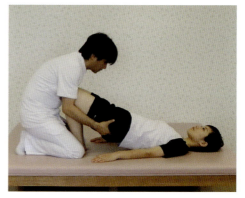

図2 ブリッジ活動

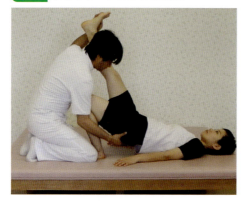

図3 ブリッジ－テンタクル活動

背臥位での活動

■寝返り，起き上がりの準備

背臥位で頭部と肩甲帯を挙上させることで，寝返り，起き上がりに必要な頭頸部・体幹前面筋の活動を促す(図4，5)。

図4 背臥位で頭部を挙上させる
①：頭部を両側より軽く持つ
②：頭部を挙上させることで，頭頸部，体幹の前面筋を活動させる

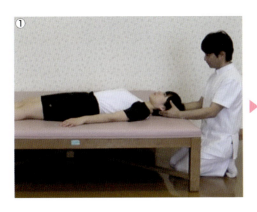

図5 背臥位で頭部と肩甲帯を挙上させる

図4と同様に頭部と肩甲帯を挙上させることで，頭頸部，体幹の前面筋を活動させる

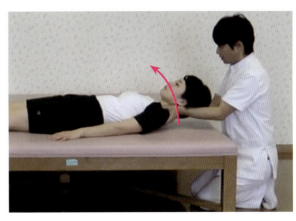

■背臥位でのブリッジの準備(crook lying：両膝立て背臥位)

足関節可動域の改善と足趾の外転により，両下腿を立てた背臥位をとることが可能となる。また，そこから寝返り，立ち上がり，立位，歩行へとつなげるための基礎となる。

セラピストは対象者の足関節と足趾を保持する(図6①)。まず，足関節を底屈させながら足趾のMP関節を背屈，PIP・DIP関節を伸展させる(図6②)。次に，足趾の骨間筋を伸張して足趾を外転させる(図6③)。そして，小趾を外転させ，足関節を背屈・外反させる準備のために，小趾外転筋を活動させる(図6④)。MP関節を背屈し足関節を背屈・外反させながら膝関節の屈曲を促す(図6⑤⑥)。

もう一方の下肢も同様に足関節・足趾の活動を行い，ベッド上に両下腿を立てて保持させる（図7①）。そこから両下肢を挙上させて，体幹前面筋を活動させる（図7②）。その後，両下肢を戻してベッド上に立て，両下肢を保持させる（図7③）。

足関節と足趾の可動域改善からブリッジ動作へと連続して行うことで，体幹前面筋が活性しやすくなる。

図6 足関節と足趾の可動性改善テクニック
①：セラピストは対象者の足関節と足趾を保持する
②：足関節を底屈させながら足趾のMP関節を背屈，DIP・PIP関節を伸展させる
③：足趾の骨間筋を伸張して足趾を外転させる
④：小趾外転筋を活動させる
⑤⑥：MP関節を背屈し，足関節を背屈・外反させながら膝関節の屈曲を促す

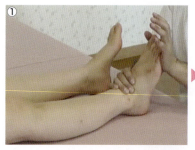 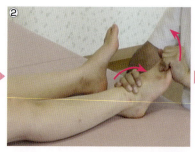 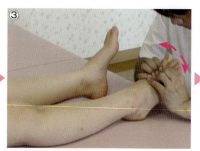

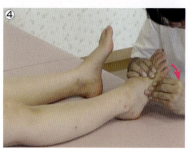 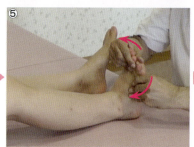 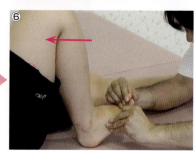

図7 背臥位でのブリッジの準備
①：両方の足関節・足趾の活動を行い，下腿をベッド上に立てる
②：両下肢を挙上させて，体幹前面筋を活動させる
③：両下肢をベッド上に戻し，両下肢を保持させる

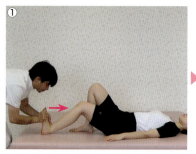 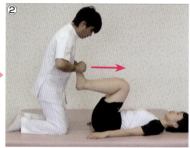 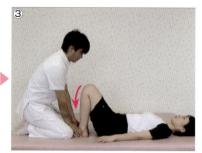

ブリッジ1

　背臥位でのブリッジ活動によって，立位や歩行時の両下肢支持期の準備をすることができ，また，歩行に必要な腰椎の動きも準備することができる。

　まず股関節から伸展し，下部腰椎から上部腰椎へと順に伸展させ，骨盤を後傾させながらブリッジさせる（図8①②）。骨盤を下ろす際には，上部腰椎より順に接地させていく（図8③）。

　また，骨盤からのブリッジ動作の操作が容易になれば，両大腿遠位部よりブリッジを誘導することもできる（図9①）。骨盤を下ろす際には，セラピストの手で腰椎の上部から下部への分節的な接地を誘導することもできる（図9②）。

図8	骨盤を後傾させて行うブリッジ

①：骨盤を両手で保持する
②：骨盤を後傾させながらブリッジさせる
③：骨盤を下ろす際に，上部腰椎より順に接地させていく

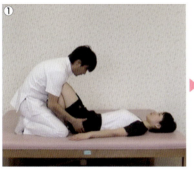
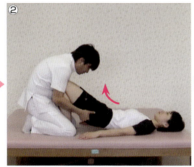
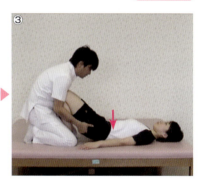

図9	両大腿遠位部よりブリッジを誘導する方法

①：セラピストは，下腿を立てた状態の患者の両大腿遠位部に手を当て，患者の大腿部を尾側方向に引き寄せる。患者の殿部が持ち上がり，ブリッジの姿勢になる
②：骨盤を下ろす際に，手で患者の腹部に触れ，腰椎上部から下部への分節的な接地を誘導することもできる

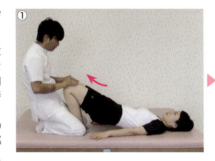
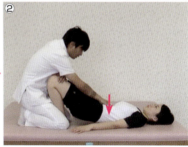

■ブリッジ2

ブリッジ1では立位や歩行時の両下肢支持期の準備を行い，ブリッジ2では一側下肢のブリッジ動作で歩行の立脚期と遊脚期を準備する。

まず，骨盤をブリッジさせて，正常な骨盤の回旋を促す（図10①②）。次に，骨盤を側方移動させて反対側の下肢を挙上させ，一側下肢に荷重させる（図10③）。

図10 骨盤の挙上〜回旋，一側下肢支持
①：骨盤を挙上させる
②：骨盤の左右への回旋を促す
③：骨盤を側方移動させる。骨盤を移動させた方向とは反対の下肢を挙上させ，一側下肢に荷重させる

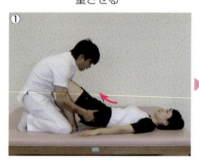 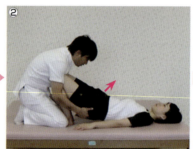 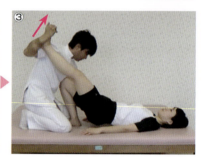

側臥位での活動

■歩行のための下肢の振り出しの準備

側臥位で，歩行における下肢の振り出しを準備する。

●側臥位での上下肢外転

下肢の振り出しには，体幹の側屈筋，前後面の筋の活動が必要である。

側臥位で上肢と下肢を外転させて，頭頸部と体幹の側屈を促通する。その際に，下肢を前方，後方に動かすことで，体幹前面筋と後面筋を促通する（図11）。

図11 側臥位での上下肢外転による頭頸部および体幹の側屈の促通

上肢と下肢を外転させて頭頸部と体幹の側屈を促通する。その際に，下肢を前後に動かすことで，体幹前面筋と後面筋を促通する

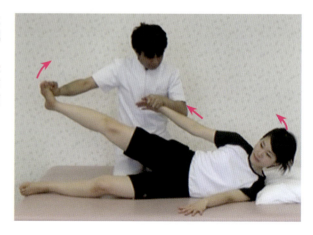

● 側臥位での骨盤からの下肢の振り出しの練習

腹筋と大殿筋を活動させながら骨盤を後傾させることで，下肢を前方に振り出させる（図12）。

図12 側臥位での骨盤からの下肢の振り出しの練習
① : セラピストは患者の腹部と殿部に手を当てる
② : 腹筋を活動させながら骨盤を後傾させることで，下肢を前方に振り出させる

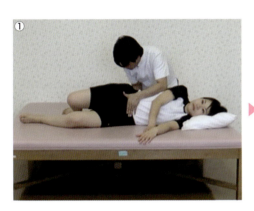
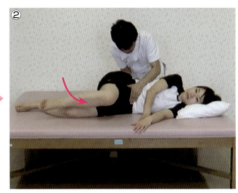

腹臥位での活動

起き上がり，四つ這い，横座りのための準備として，腹臥位での活動を行う。

腹臥位前腕支持位における頭頸部の抗重力伸展と上肢支持の準備

腹臥位前腕支持位で肩甲骨を後傾させることで，前腕に荷重しながら頭頸部を挙上させる（図13①②）。さらに，肩甲骨を前傾・前方突出させて，体幹前面筋を促通して上肢を伸展させる（図13③）。

図13 腹臥位前腕支持位における頭頸部の抗重力伸展と上肢支持の準備
① : 患者に腹臥位前腕支持位をとらせ，両肩甲骨にセラピストの両手を置く
② : 肩甲骨を後傾させることで前腕に荷重しながら頭頸部を挙上させる
③ : 肩甲骨を前傾させ外転させることで前方突出させて，体幹前面筋を促通して上肢を伸展させる

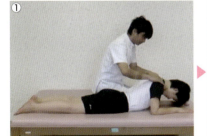
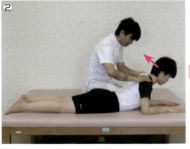
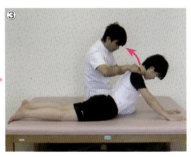

■端座位での頭頸部挙上と上肢による支持

脳卒中片麻痺患者のように，上肢での上体支持が難しい場合など，腹臥位をとることが困難な場合は端座位で行う。

セラピストは患者の肩甲骨に両手を起き（図14①，図15①），肩甲骨を後傾させることで頭頸部の挙上を促通する（図14②，図15②）。そこから，肩甲骨を前傾・外転させることで前方突出させ，上肢を伸展させる（図14③，図15③）。

> **図14** 端座位での頭頸部挙上と上肢による支持：前方から見た図
> ①：セラピストは患者の肩甲骨に両手を置く
> ②：肩甲骨を後傾させることで頭頸部の挙上を促通する
> ③：肩甲骨を前方突出させて上肢を伸展させる

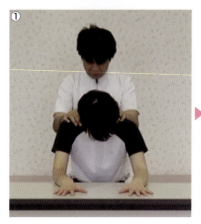 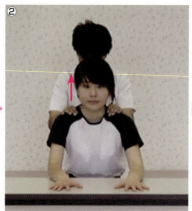 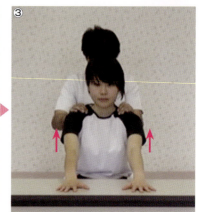

> **図15** 端座位での頭頸部挙上と上肢による支持：側方から見た図
> ①：セラピストは患者の肩甲骨に両手を置く
> ②：肩甲骨を後傾させることで頭頸部の挙上を促通する
> ③：肩甲骨を前方突出させて上肢を伸展させる

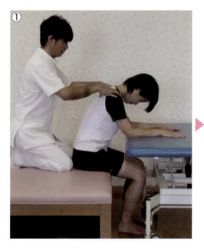 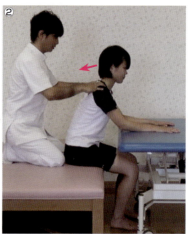 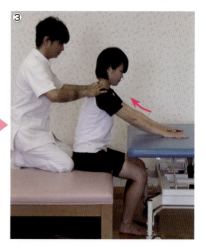

【文　献】
1）P.M.デービス 著，富田昌夫 監訳：Right in the Middle, 19-22, シュプリンガー・フェアラーク東京, 1991.

5

寝返りへのアプローチ

5 寝返りへのアプローチ

寝返り動作の基礎知識

廣瀬浩昭

はじめに

　寝返り動作（rolling, roll over）は，臥位から異なる臥位へ姿勢を変換する動作である。具体的には，背臥位（仰臥位，supine position），側臥位（side lying position），腹臥位（伏臥位，prone lying position）間の姿勢変換動作を指す。

　寝返り動作は就寝時の姿勢変換動作のほか，起き上がり動作へつなげる動作といえる。また，乳児においては移動動作の役割を担う。

動作の概要

　健常者の動作は，新生児から成人への運動発達の過程で変化していき，成人においても個人間および個人内で多様なパターンを示す。例えば，寝返り動作において頭頸部・上肢から運動が起こるケースまたは下肢・骨盤から運動が起こるケース，体調のよいときは膝を立てないで寝返るが体調が悪いときには膝を立てて寝返るなど，多様性が認められる。

　一方，健常成人の寝返り動作の共通要素としては，肩甲帯と骨盤間との回旋すなわち体軸内回旋が指摘されており，頭頸部・上肢，下肢・骨盤から始まった運動は阻害されることなく全身に拡大していく特性がある（運動の広がり，図1）。

　健常成人36名を対象とした寝返り動作（背臥位から腹臥位：できるだけ速く寝返るように）における身体部位の運動パターン分類を表1に示す。上肢，頭部－体幹，下肢の各々において多様性があることがわかる。

表1 寝返り動作における身体部位の運動パターン分類

身体部位	運動パターン分類
上肢	肩の高さより低いリーチ
	肩の高さより高いリーチ
	床を押した後にリーチ
	床を押す
頭部－体幹	骨盤と肩甲帯の位置関係が固定
	骨盤先行
	骨盤と肩甲帯の位置関係が変化
	肩甲帯先行
下肢	両下肢を持ち上げる
	一側下肢を持ち上げる
	一側下肢で押す
	両下肢で押す

（文献1より引用）

図1 頭頸部・上肢からの寝返り動作（左への寝返り）

a 側方から見た図

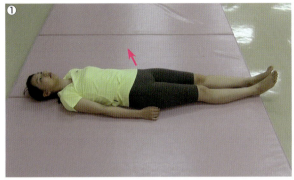

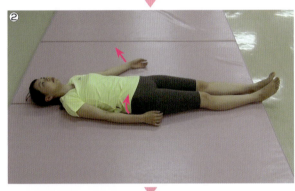

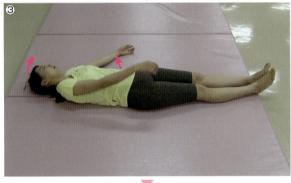

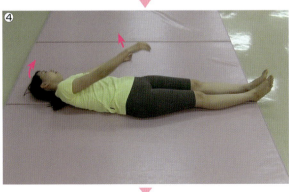

b 尾側から見た図

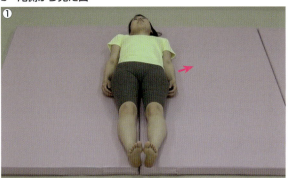

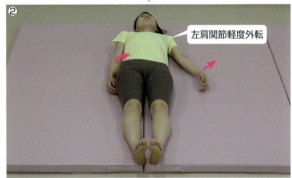

左肩関節軽度外転

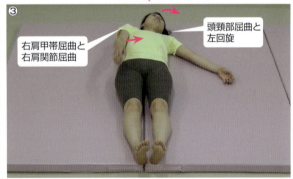

右肩甲帯屈曲と右肩関節屈曲　頭頸部屈曲と左回旋

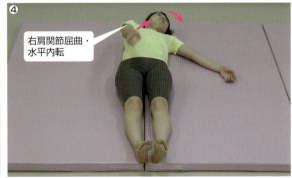

右肩関節屈曲・水平内転

寝返りへのアプローチ

（次ページに続く）

図1 続き

a 側方から見た図   b 尾側から見た図

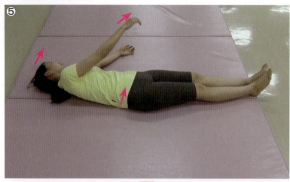 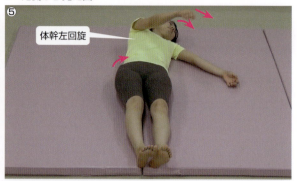

体幹左回旋

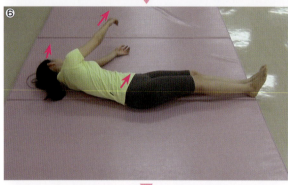 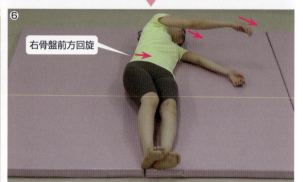

右骨盤前方回旋

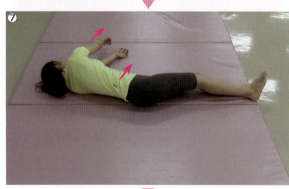 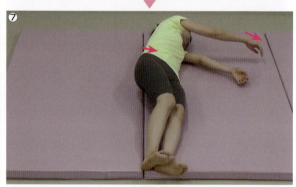

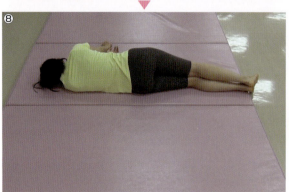 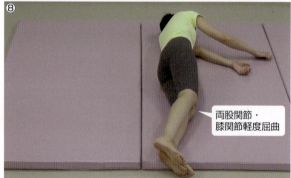

両股関節・膝関節軽度屈曲

背臥位から側臥位への寝返り動作

　背臥位から側臥位への寝返り動作は，起き上がり動作につながる動作として特に重要である。この寝返りは支持基底面（base of support：BOS）が小さくなり，重心は幾分高くなる動作である。移動側の肩関節を外転させるとBOSが拡大して，側臥位の安定性は高まる。

　起き上がり動作につなげるための寝返りとしては，床面を下肢で押して寝返る伸展回旋パターンではなく，頭頸部のわずかな屈曲と移動側への回旋運動を伴う屈曲回旋パターンによる寝返り動作が重要である[2]。

■ 動作観察：頭頸部・上肢からの寝返り動作（左への寝返り，図1・2）

　背臥位で左肩関節を軽度外転させる。頭部を床面からわずかに浮かせる程度の頭頸部軽度屈曲と左への回旋運動に続いて，右肩甲帯が屈曲（前方突出）して（肩甲骨が床面から浮く）左へ右上肢のリーチが起こり（右肩関節屈曲・水平内転），体幹が左回旋する。また，左股関節は外旋，右股関節は内旋する。続いて右骨盤の前方回旋が起こり，結果として体幹は右回旋する。このとき，両側の股関節・膝関節は軽度屈曲して側臥位となる。

　石井[2]は，第1相を背臥位から右上肢のリーチまで，第2相を右上肢のリーチから右肩が左肩上に配列されるまで，第3相を第2相終了時以降と分類している（図2）。

図2　頭頸部・上肢からの寝返り動作：第1〜3相

a：第1相。背臥位から右上肢のリーチまでを示している
b：第2相。右上肢のリーチから右肩が左肩上に配列されるまでを示している
c：第3相。右肩が左肩上に配列された時点から側臥位までを示している

a　第1相

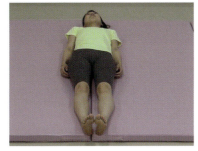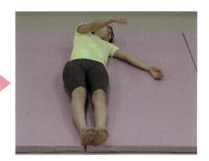

b　第2相

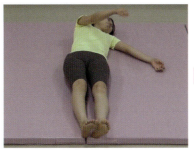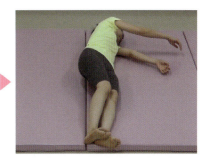

c　第3相

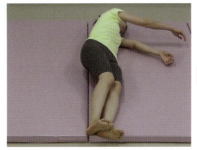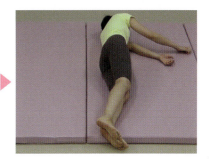

■ 動作観察：下肢・骨盤からの寝返り動作（左への寝返り，図3）

　背臥位で左肩関節を軽度外転させる。右股関節屈曲・内転に続いて，右骨盤の前方回旋が起こり，結果として体幹は右回旋する。続いて右肩甲帯が屈曲（前方突出）し（肩甲骨が床面から浮く），左へ右上肢リーチが起こり（右肩関節屈曲・水平内転），体幹が左回旋する。このとき，頭頸部の左への回旋運動が起こり，右側（または両側）の股関節・膝関節は軽度屈曲して側臥位となる。

図3　下肢・骨盤からの寝返り動作（左への寝返り）

動画はこちら

a　側方から見た図

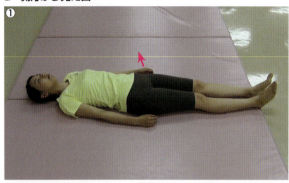

b　尾側から見た図

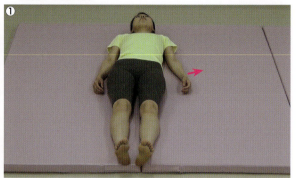

左肩関節軽度外転

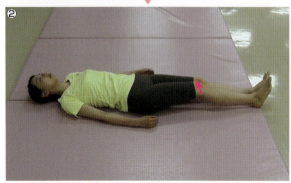

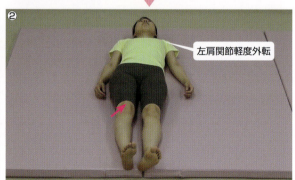

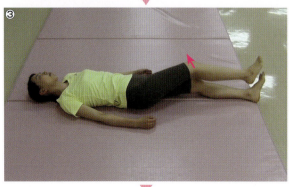

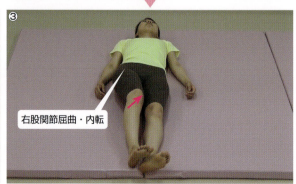

右股関節屈曲・内転

（次ページに続く）

図3 続き

a 側方から見た図　　　b 尾側から見た図

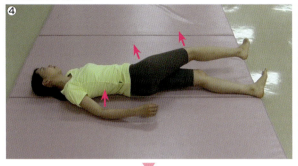
④

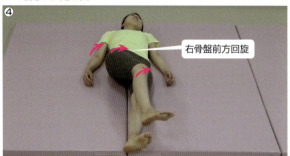
④ 右骨盤前方回旋

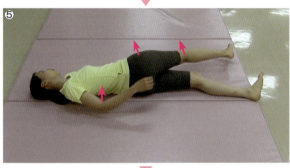
⑤

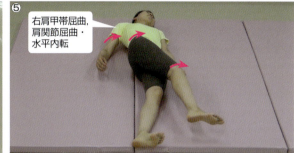
⑤ 右肩甲帯屈曲，肩関節屈曲・水平内転

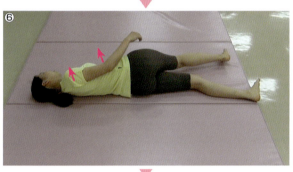
⑥

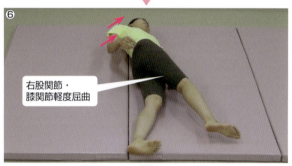
⑥ 右股関節・膝関節軽度屈曲

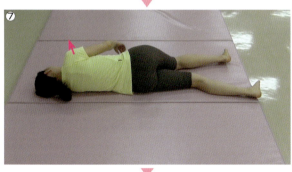
⑦

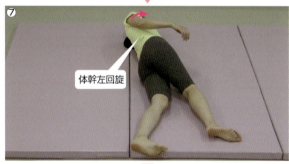
⑦ 体幹左回旋

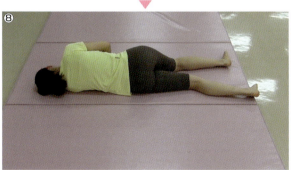
⑧

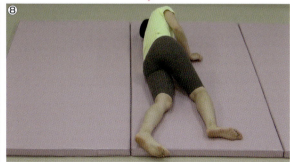
⑧

寝返りへのアプローチ

■動作観察：片膝または両膝を立てた寝返り動作

　片膝または両膝を立てて行う寝返り動作は，下肢・骨盤からの寝返り動作のパターンと同様の運動の広がりで，片膝または両膝を倒すことで骨盤の回旋運動を起こしやすくする。

●右膝を立てた寝返り動作（左への寝返り，図4）

　背臥位で左肩関節を軽度外転させる。右股関節屈曲，右膝関節屈曲により右片膝を立て，右膝を左へ倒すことで右股関節の内旋・内転，右骨盤の前方回旋が起こる。結果として体幹は右回旋する。続いて右肩甲帯が屈曲（前方突出）して（肩甲骨が床面から浮く）左へ右上肢リーチが起こり（右肩関節屈曲・水平内転），体幹が左回旋する。このとき，頭頸部の左への回旋運動が起こり側臥位となる。

図4　右膝を立てた寝返り動作（左への寝返り）

a　側方から見た図

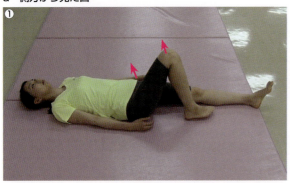

b　尾側から見た図

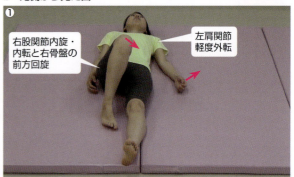

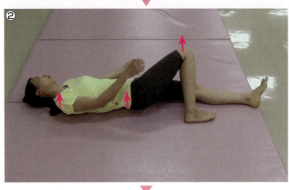

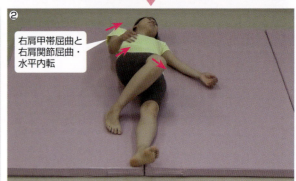

（次ページに続く）

図4 続き

a 側方から見た図 　　　　　b 尾側から見た図

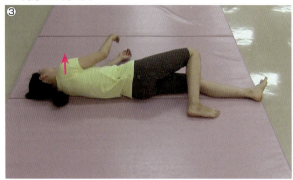
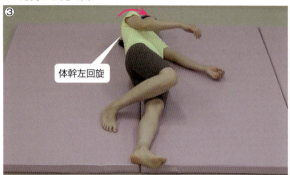

体幹左回旋

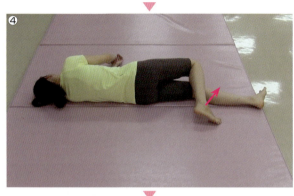
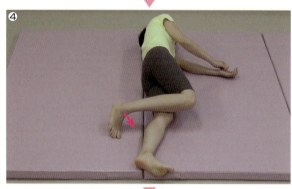

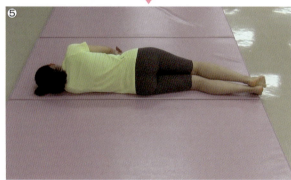
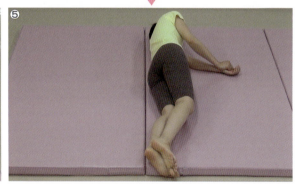

寝返りへのアプローチ

● 左膝を立てた寝返り動作（左への寝返り，図5）

図5 左膝を立てた寝返り動作（左への寝返り）

a　側方から見た図　　　　　　　　　b　尾側から見た図

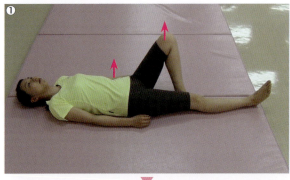 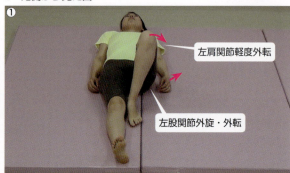

左肩関節軽度外転
左股関節外旋・外転

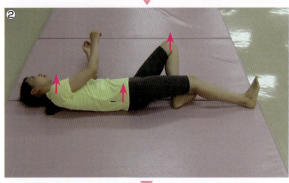 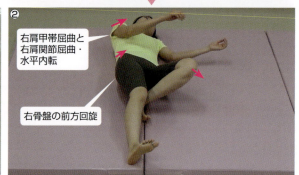

右肩甲帯屈曲と
右肩関節屈曲・
水平内転

右骨盤の前方回旋

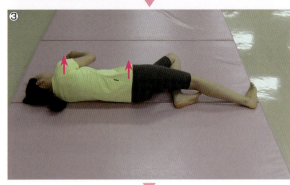 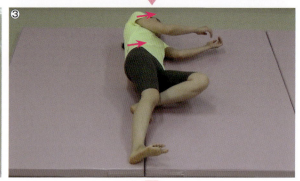

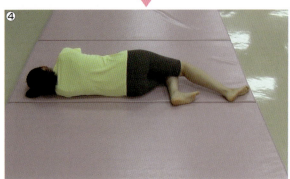 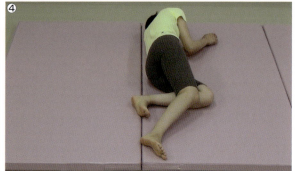

● 両膝を立てた寝返り動作（左への寝返り，図6）

図6 両膝を立てた寝返り動作（左への寝返り）

a　側方から見た図

b　尾側から見た図

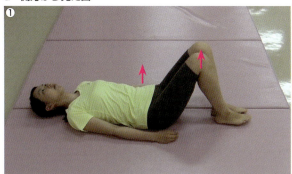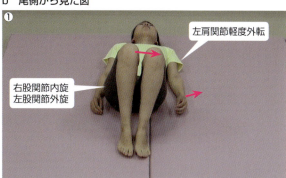

① ①　左肩関節軽度外転／右股関節内旋・左股関節外旋

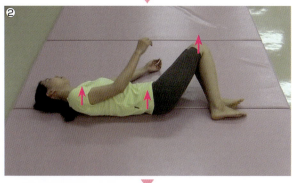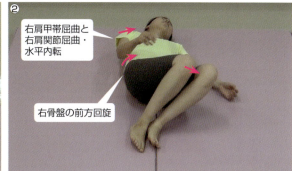

② ②　右肩甲帯屈曲と右肩関節屈曲・水平内転／右骨盤の前方回旋

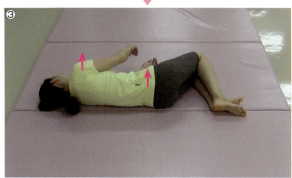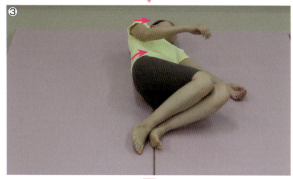

③

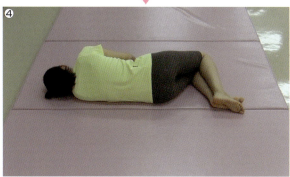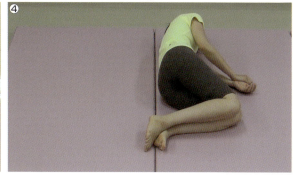

④

側臥位から腹臥位への寝返り動作（図7）

　側臥位から腹臥位への寝返り動作は，両股関節・両膝関節の軽度屈曲姿勢から各部伸展姿勢への変換である。腹臥位は頭頸部・体幹・両股関節・両膝関節が伸展するため，股関節屈曲拘縮があると異常な姿勢となる。

　側臥位から腹臥位への寝返り動作は，BOSが大きくなり，重心は幾分低くなる動作である。対象者の関節可動域に問題がなければ，重力に従うように完了する。

> **Supplement**
>
> **立ち直り反応（righting reaction）**
> 寝返り動作では，頭部に対する体幹の立ち直り，体幹に対する体幹の立ち直りが生じていると考えられる。
>
> **体軸内回旋**
> 寝返り動作において，肩甲帯の屈曲（前方突出）と骨盤の前方回旋には，わずかな時間的ずれがある。このときの体幹のねじれを生じさせる運動と体幹のねじれを解消させる運動を，体軸内回旋という。
>
> **末梢部の運動と中枢部の支持性・固定性**
> 頭頸部屈曲運動には，上部体幹（胸部）の支持性・固定性が必要である。また，非移動側の上肢・下肢の運動には，移動側上肢・体幹・下肢の支持性・固定性が必要である。

図7 側臥位から腹臥位への寝返り動作（左への寝返り）

a　側方から見た図

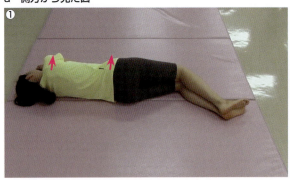

b　尾側から見た図

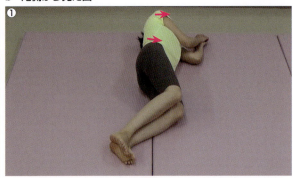

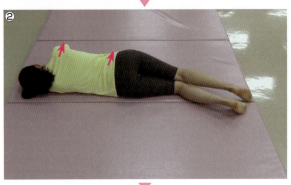

（次ページに続く）

図7 続き

a 側方から見た図

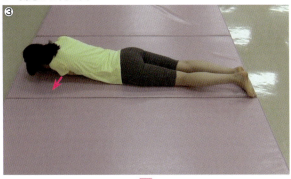

b 尾側から見た図

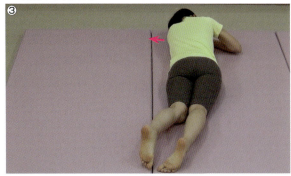

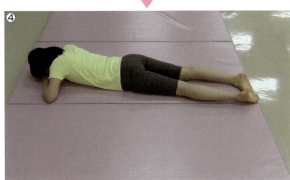

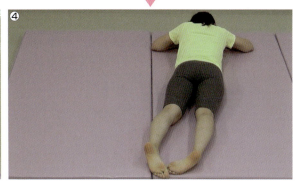

運動を阻害する要因と運動を促す要因

運動を阻害する要因

　非移動側股関節外転位または外旋位では，慣性モーメントが大きくなり体幹回旋を阻害する。同じく非移動側肩甲帯屈曲，肩関節屈曲・水平内転の可動域制限があると寝返りしにくい。

　体幹回旋の可動域が制限されると，肩甲帯と骨盤間との回旋すなわち体軸内回旋が小さく丸太棒様となり，円滑でない寝返り動作になる。一方，筋の働きが不十分で肩甲帯と骨盤間との連結がなくなると，体軸内回旋が生じず寝返り動作は困難になる。

運動を促す要因

　片膝または両膝を立てて（股関節および膝関節屈曲させて）移動側に倒すときの力のモーメントを利用すると，非移動側骨盤の前方回旋が容易になる。両側または片側下肢で床面を押す（蹴る）ことで，非移動側骨盤の前方回旋が促される。

　片側または両側上肢でベッド端を引く，床面を押す，移動側へ反動をつけることで，移動側への体幹回旋が容易となる。

Supplement

視線の重要性
寝返り動作において，頭頸部屈曲と回旋は視線の移動によって促される。

枕・床面などの環境要因
寝返り動作の評価においては，枕の有無，床面の固さ，ベッドの高さ・広さなどの環境による影響を考慮しなければならない。ベッド端近くで行ったために，転落に対する不安から動作ができないことがある。

起居移動動作（基本動作）の評価
自立度評定は大きく，自立，要監視（要見守り），要介助の3段階に判定され，さらに細かく分類される（表2）。
実用性の評価として，安全性，安定性または確実性（成功率），遂行時間，耐久性についても評価するとよい。

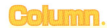
表2 自立度評定

自立	・完全自立 ・修正自立
要監視（要見守り）	見守り・助言または準備
要介助	・最小介助 ・中等度介助 ・最大介助 ・全介助
実施不可	―
未実施	―

＊実用性の評価：安全性，安定性または確実性，遂行時間，耐久性についても評価するとよい

Column

起居移動動作の項目
　起居移動動作は，身の回り動作などさまざまな活動の基本となる動作で，最も詳細に評価すべき項目である。各動作には個人間および個人内に多様性と共通性がある。それらを理解するとともに，正常動作パターンとその運動要素，異常動作パターンとその原因を学習しておく必要がある。
　起居動作には，寝返り，起き上がり，座位保持，立ち上がり，立位保持などがあり，姿勢保持では静的姿勢保持のみならず外乱刺激を加える動的姿勢保持を評価する。移動動作・移乗動作には，歩行（平地歩行，応用歩行），階段昇降，車椅子移動，いざり，移乗動作（車椅子とベッド間の移乗，車椅子とトイレ便座間の移乗）などがある。

動作観察と文章化のポイント

■ 基本事項

- 文章は，動作を見ていない第三者が読んでわかるように記述すること。
  - 基本的には解剖学用語，運動学用語を使用し，略語は用いないこと。例えば，「肩関節」を「肩jt.」と表記しない。
- 「です・ます」ではなく，「だ・である」という表現で統一すること。例えば，「股関節が屈曲します」ではなく，「股関節が屈曲する」と表記する。
- 原則として，目で見える事実（客観的事実）を記述すること。「動作観察」の記録には予想や解釈を加えないこと。例えば，「右下肢に大部分の体重がかかっている」「右方に重心が移動する」といったことは重要な視点であるが，別に記するとよい。
  - 環境・条件，自立度，実用性，動作様式（動作パターン）を簡潔に書く。
  - 環境・条件：例えば，病棟廊下での一本杖歩行，プラットホームベッドからの立ち上がり，裸足，右手で四脚杖を用いた屋内平地歩行
  - 自立度：自立，要監視または要見守り，要介助
  - 実用性：安全性，安定性・確実性，遂行時間，耐久性
  - 杖歩行パターン：例えば，三動作歩行・二動作歩行，杖－患（側）－健（側）サイクル，杖－健－患サイクル，前型・揃え型・後型
- 主語（主部）と述語（述部）を対応させて一文は短くまとめること。例えば，「股関節が屈曲して体幹が前傾する」。

■ 文章化の原則

- 環境・条件，自立度，実用性，続いて動作様式を書く。
- メモ用紙に箇条書きで，思いついたことを単語レベルでメモする。できるだけ時間軸に従って書き留める。このときは矢印（→），図など用いると"よい下書き"ができる。
- 提出前には字を丁寧に書き，清書用紙に文章でまとめる。図を加えるとよい。
- 関節の動き，現象の順で記述する。例えば，「左手が挙上して，左肩関節が屈曲する」ではなく，「左肩関節が屈曲して，左手が挙上する」と表記する。

■ 動作様式（動作パターン）のまとめ方

- 開始姿勢と終了姿勢をまとめる。
- その動作の開始から終了までをとおして生じている左右差，正常動作からの逸脱（異常性），特徴をまとめる。
- 各相に分けて，左右差，異常性，特徴をまとめる。
- 左右差，異常性，特徴のなかで，最も重要な瞬間を図にする。例えば，○で頭部を，▽で骨盤を表し，スティックピクチャーを描く。
- 左右差，異常性，特徴について，正常動作と比較してまとめる。例えば，「両股関節は屈曲するが右股関節の屈曲は小さい」と表現する。
- 動作は連続的なので，「まず」「次に」「さらに」「続いて」「ここで」「この後」「このとき」といった接続語などを用いて，連続性を意識してまとめる。

寝返りへのアプローチ

■立ち上がり動作の動作観察(左片麻痺患者の一例)

　自宅ベッド，端座位からの立ち上がり動作である。ベッドは電動で昇降可能，右側に手すり(介助バー)がある。座面高は40cmで膝窩部の高さで，両側とも前足部は床についている。

　自立度は要介助で，介助者が左前方から腰部と左手を介助する。実用性については，安定性の低下(終了姿勢の立位で後方・左後方にバランスを崩しやすい)，安全性の低下(1人で行うと転倒の危険性が高い)，動作速度の低下または遂行時間の延長(遂行時間約3秒)であり，耐久性の判断はできない(2回は繰り返し可能)。

　開始姿勢は端座位で，座位保持は自立である。頭部は前方突出位(頭部伸展・頸部屈曲)，右手は大腿部に置き，左肘関節屈曲位，左手関節掌屈位，左手指屈曲位で左手は左股関節付近にある。両足部は両肩峰間より狭く，両側とも前足部のみ床につけ，両股関節約80°屈曲位・軽度外転位，両膝関節約90°屈曲位である。介助者が準備として，ベッド高を約5cm挙上する。

　まず，小さく体幹を屈曲して(股関節屈曲角度は小さい：体幹前傾角度は小さい)，右手で介助バーを引いて，両膝関節を伸展することで殿部離床する。このとき，両足関節背屈はみられず，殿部離床後に両膝関節伸展とともに両足関節底屈角度が増大する。殿部離床後は，両膝関節伸展と両足関節底屈が起こるが，両股関節伸展と体幹伸展は不十分で，立位(終了姿勢)となる。立位は右手で介助バーを把持しており，両股関節軽度屈曲位，体幹前傾位で前後に動揺がみられる。左上肢は，殿部離床後に左肩甲帯後退，左肘関節屈曲，左手関節掌屈，左手指屈曲が増す。

ADL(日常生活活動)

■ADLの概念

　ADL(activities of daily living)という概念は，1945年に医師のDeaverと理学療法士のBrownによって示され，ニューヨーク大学教授のRuskと理学療法士のLawton(旧姓Buchwald)が発展させた[3]。

　ADLの範囲は国・民族・文化・習慣によって異なるため定義付けは難しいが，日本リハビリテーション医学会評価基準委員会は「評価における日常生活動作の概念」(1976年)として次のようにまとめている。「ADLは，ひとりの人間が独立して生活するために行う基本的なしかも各人ともに共通に毎日繰り返される一連の身体動作群をいう。(後略)」

　また，評価に際しては，装具・環境などの関与も考慮すべきであると述べられている。

■ADLの範囲

　図8に示すように，狭義のADL[*1]には身の回り動作(self care)と起居移動動作があり，広義のADLには狭義のADLに生活関連活動(activities parallel to daily living：APDL)[*2]とコミュニケーションが加えられる。

[*1]：BADL(basic ADL：基本的ADL)と同じ。BADLは排尿・排便コントロール，移乗動作の項目を含む。
[*2]：IADL(instrumental ADL：手段的ADL)と同じ。IADLは電話の使用，金銭の管理，薬の服用，買い物，庭仕事の項目を含む。

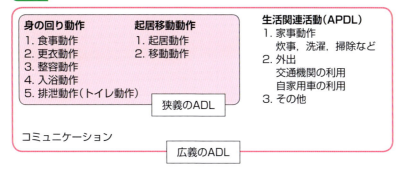

図8 ADLの範囲

（文献3より引用）

ADL評価法

よく知られた評価法に，バーセルインデックス（Barthel index：BI）とFIM（functional independence measure）がある。

BIの原法は，1965年に米国で医師のMahoneyと理学療法士のBarthelが発表し，食事，車椅子とベッド間の移乗，整容，トイレ動作，入浴，平地移動（歩行・車椅子移動），階段昇降，更衣，排便コントロール，排尿コントロールからなる10項目の総合点が最低0点から最高100点になるよう評点が配置されている[3]。また，GrangerらはBI評価項目，得点配分，配点の重み付けに修正を加えた変法を報告している[3]。

1983年に米国でGrangerらを中心に統一データベースシステムが開発され，1987年にはUDS（uniform data system）が開始された。FIMは国際的な広がりをみせており，ADLに関する比較検討の研究に用いられている[3]。評価の内容は表3に示した項目であり，7段階で評価する。実際に「している」状況を評価し，合計点は最低18点から最高126点となる。また，運動項目13項目（セルフケア・排泄管理・移乗・移動）と認知項目5項目（コミュニケーション・社会的認知）に分けて検討することがある。

表3 FIMの評価項目

セルフケア	・食事　・整容　・入浴　・上半身の更衣 ・下半身の更衣　・トイレ動作
排泄管理	・排尿コントロール　・排便コントロール
移乗	・ベッド・椅子・車椅子間　・トイレ便器 ・浴槽・シャワー室
移動	・歩行または車椅子　・階段昇降
コミュニケーション	・理解　・表出
社会的認知	・社会的交流　・問題解決　・記憶

【FIMの評価尺度】
7：完全自立
6：修正自立
5：監視または準備
4：最小介助…75％以上自分で行う
3：中等度介助…50％以上自分で行う
2：最大介助…25％以上自分で行う
1：全介助…25％未満自分で行う

（文献3より引用）

Column

ADLの評価基準

ADL評価の評価基準については，7段階，3段階など各評価法で異なる。FIMでは「7：完全自立，6：修正自立，5：監視または準備，4：最小介助，3：中等度介助，2：最大介助，1：全介助」の7段階となっている。GrangerらのBI変法では「自立，部分介助，全介助」の3段階となっている。

■ADL評価における実用性

　ADL能力が対象者にとって有用なレベルに達しているか，実際の生活で実用的であるかを判断する必要がある[3]。実用性のない動作は，いずれ行われなくなる。例えば，完全対麻痺者が屋内両松葉杖歩行を自力で可能でも，10m歩くのに5分もかかってしまうと，生活上は車椅子で移動することになる。

　実用性を判断する要素は次の通りである。
　　①安全性：動作が安全に行われるか。
　　②安定性または確実性：動作が安定して確実に行われるか。
　　③遂行時間：動作の所要時間，動作の速度。
　　④耐久性：動作を繰り返し実施可能か。
　　⑤格好・仕上がり度：動作方法，動作の完成度。

　歩行では，安全性については歩行中に転倒のおそれはないか，安定性または確実性ではつまずきや膝折れがあり不安定性はないか，遂行時間は歩行速度，耐久性は連続歩行距離，格好・仕上がり度では歩容を判断する。

■ADL評価の実際

　ADL評価の具体的な方法は，聞き取り調査・実施状況の確認と動作観察を行う。代表的なADL評価法としてFIMまたはBIを用いることが多いが，これらの評価法には寝返り，起き上がり，座位保持の項目がないので，対象者のBADLを全体的に評価できるよう工夫する必要がある。BIでは「できるADL」(動作能力)，FIMでは「しているADL」(実際に行っている状況)を評価する。なお，「できるADL」と「しているADL」に差が生じることがあるので，両者を正確に評価したうえで，差が生じる原因を明確にして解決していくことが重要である。

　ADL評価では疲労や日内変動に注意する。疲労があると評定が低くなり，日内変動があると時間帯によって評定に差が生じる。また，「しているADL」の評価はリハビリテーション室で行うのではなく，実際の生活場面で評価する。

　ADLの改善を計画するには，聞き取り調査・実施状況の確認だけではなく，動作観察・分析が必要である。なぜできないのか，いつどのような介助が必要なのかを評価することで，治療につなげることができる。

【文　献】
1) Randy R Richter, et al.：Description of adult rolling movements and hypothesis of developmental sequences．PhysTher 69, 63-71, 1989.
2) 石井慎一郎：動作分析臨床活用講座．30-80, メジカルビュー社．2013.
3) 廣瀬浩昭：ADL検査．臨床理学療法評価法(鈴木俊明 監), 284-300, エンタプライズ, 2003.

寝返り動作の治療手技

弓岡光徳，前田昭宏

はじめに

■寝返り動作が障害される原因

後述の「物体の回転」の項でも示すように，寝返り動作が障害される原因とは，寝返りの進行方向への支持基底面（base of support：BOS）の増加や，進行方向と反対側のBOSの減少ができない場合である。すなわち，身体重心（center of gravity：COG）がBOSの安定性限界を越えることができない状態である。

■寝返り動作の評価法

頭頸部から開始される寝返り動作では，
- 背臥位で頭頸部を床から持ち上げることができるか：頭頸部の抗重力屈曲活動の確認
- 進行方向とは反対側の肩甲骨や骨盤を，床から持ち上げることができるか：体幹の抗重力屈曲活動の確認
- 両上肢と両下肢の評価として，進行方向とは反対側の上肢・下肢が寝返り方向に素早く移動して，COGの移動を助けることができるか。または，進行方向とは反対側の下肢が床を押してCOGの移動を助けることができるか。進行方向の支持側となる上肢や下肢が強く床を押して寝返り動作を妨げていないか

などを評価する。
また，側臥位では，上方の頭頸部・体幹・下肢の抗重力側屈活動ができるかなどを評価する。

■寝返り動作で行う治療の最終目標

寝返り動作では基本的に，背臥位から側臥位になるまでは動作を加速するための頭頸部と体幹の抗重力屈曲活動が必要である。側臥位では頭頸部と体幹の抗重力側屈活動が必要であり，側臥位を越えてからは寝返り動作を減速するための頭頸部と体幹の抗重力伸展活動が必要である。

寝返り動作の治療では，これらの抗重力活動を活性化させて，起き上がり動作へとつなげる必要がある。また，歩行の準備として，寝返り動作のなかで上側下肢の遊脚と支持の練習や，上側上肢のリーチ動作や床への支持の練習を行う。

ここでは，誘導の手技による寝返り動作の治療の具体的な実施方法を示す。

寝返りは円形の物体の回転と考えると理解しやすい

■物体の回転

物体は，その重心がBOS内にある場合は，安定して現在ある位置に留まる．物体が回転して移動するためには，進行方向側にBOSを増加させながら，進行方向とは反対側のBOSを減少させる必要がある．その際，物体の重心は進行方向に移動する．重心がBOSの端（安定性限界）を越えれば，物体は進行方向側に回転し，安定性限界を越えなければ再び後方に回転する．重心が安定性限界の上にあれば，物体はその位置に留まる（平衡状態）（図1，2）．

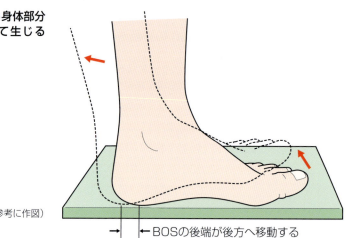

図1 床・地面と接する身体部分の転がりによって生じるBOSの移動

（文献1を参考に作図）

←BOSの後端が後方へ移動する

図2 角柱の安定性と不安定性
図中のA－Bは垂線であり，角柱のBOSの端の安定性限界を示している

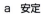

a　安定　　　b　安定：元の位置に戻る　　　c　中立　　　d　不安定：倒れる

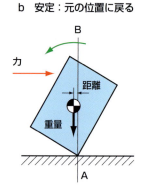
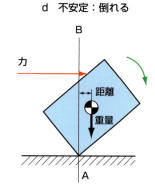

（文献2を参考に作図）

■体幹の形状と寝返り

　ヒトの体幹の形は，背側が凸状（円形）で腹側が凹状である．形状からみると，背臥位からの寝返りは，腹臥位からの寝返りよりも行いやすいといえる．上部体幹の背側における横方向の形は，両肩甲骨の位置で変化する．両肩甲骨が外転位にあれば円形を保ち，内転位にあれば凹状に変化する．したがって，寝返り動作中の支持側肩甲骨の外転は，背側の円形を保ち，BOSを進行方向に拡大する役割をもつ．非支持側である上方の肩甲骨の外転は，上部体幹の横径を減少させる．これによって回転の曲率半径を減少させ，重心を進行方向に移動させる．

側臥位までは重心を高くし，重力に抗する体幹の屈筋群を活動させる

　寝返りの際に頭部を挙上することにより，重心を上方に移動して，頭部を挙上することにより，頸部の屈筋，上部体幹の屈筋，下部体幹の屈筋の活動を高めることができる．また，両上肢を腹部の上に載せるか，体幹前方で両手を組むことにより，重心を高くすることができる．同様に，両足部を床・地面につけたまま，両下肢を股関節と膝関節を屈曲させた肢位にすることで，重心を高くすることができる（図3）．この際の注意点は，重心を高くすることで力学的に寝返りやすくするだけではなく，体幹の抗重力屈筋群の活動活性化に留意することである．

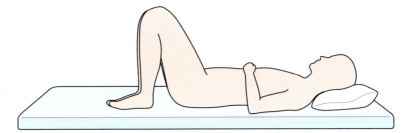

図3 両膝立て背臥位（crook lying）：重心が高く寝返りやすい姿勢

背臥位で頭部を挙上し，両上肢を腹部の上に乗せるか体幹前方で両手を組む．両下肢の股関節と膝関節を屈曲させ，足底を床・地面につけた両膝立て背臥位（crook lying）にする

背臥位からの寝返り動作中の機能的な支持基底面の増加

　寝返りの進行方向に対して機能的なBOSを増加させるためには，支持側の肩甲骨の外転と，肩関節屈曲位でのできるだけ伸展した上肢によるBOSの拡大が必要である．さらに，肩関節水平外転方向への遠心性筋活動によって，動作中の姿勢を支持することも必要である．同様に，支持側下肢の股関節・膝関節屈曲によるBOSの拡大と，股関節外転方向への遠心性筋活動による支持も必要である（表1）．

　支持側の下肢を屈曲せず，伸展位に近い寝返りは，BOSを増加させないため，腹臥位に倒れる可能性がある．側臥位から腹臥位へゆっくり移行するためには，伸展している下肢の現在あるBOSを機能的なBOSとして筋活動を増加させることと，体幹の伸筋群の活動を増加させ，体幹の腹臥位への移行（転倒）にブレーキをかける必要がある．

表1 背臥位からの寝返り動作中における機能的なBOSに必要な条件

	BOSの拡大	姿勢の支持
上半身	・肩甲骨外転 ・肩関節屈曲位での上肢伸展	肩関節水平外転（遠心性収縮）
下半身	・股関節屈曲 ・膝関節屈曲	股関節外転（遠心性収縮）

寝返り動作における上肢と下肢の活動

　背臥位からの寝返りにおいて，支持側になる上下肢を外転すればBOSが拡大し，腹側への体幹の転倒は減少する．しかし，逆にいえば腹臥位になることを妨げる．支持側の上下肢を外転させずに体幹に近づけると，上下肢が安定性限界となり身体の回転中心（支点）となるため，急激に腹臥位になるおそれがある．しかし，体幹伸筋群のブレーキ作用が効果的に働けば，スムーズに寝返ることができる．

　脳卒中片麻痺患者で麻痺側上肢が上になるように寝返る場合，麻痺側の肩甲骨をできる限り外転させて上肢が体幹前方に来るように肩関節を屈曲・水平内転させることによって，上肢の重心をBOS上に近づけることができる．麻痺側上肢が背側に残っていると，体幹が背側に引かれてしまい，寝返りが困難になる．また，同様に麻痺側下肢が上になるように寝返る際には，麻痺側の骨盤を前方回旋させながら後傾させ，麻痺側下肢を前方にスイングする必要がある．麻痺側下肢が背側に残っていると，体幹が背側に引かれてしまい寝返りが困難になる．

寝返り・起き上がり動作における頸の立ち直りパターンと体の立ち直りパターンの理解

■頸の立ち直りパターンを応用して頭頸部をキーポイントとしたコントロール

　頸の立ち直りパターン（neck righting）とは，寝返り時などに必要な正常な動きである．各方向への頸の立ち直り，肩の前方突出（protraction）や上肢の動き，骨盤に伴った下肢の動きなどを誘導する操作である．この操作を行うにあたって，何を目的として操作を行うのか，どのような機能回復を目指すのかを明確にしておく（例：上肢の支持，体幹の回旋など）．なお，頸の立ち直りパターンを，実際に成人の中枢性疾患に応用する場合は，無理がないように丁寧なハンドリングが必要であり，体の立ち直りパターンと併用するなどの注意が必要である．

■体の立ち直りパターンを応用し，肩甲帯または骨盤帯をキーポイントとしたコントロール

　体の立ち直りパターン（body righting）とは，体軸内回旋の入るような動きに合わせて，正常な自律反応がより出やすい状況を誘導する操作である．この操作には，肩甲帯からの誘導と骨盤からの誘導の2つの方法がある．

寝返りの誘導手技

■頭頸部からの寝返りの誘導

　ここでは背臥位の患者が左方向へ寝返る場合を例に解説する。セラピストは背臥位の患者の頭頸部をベッドから挙上し，頭頸部と体幹前面筋を活動させる（図4①）。そこから頭頸部をゆっくりと寝返りの進行方向（左）へ回旋させ，右胸鎖乳突筋，右大胸筋，右外腹斜筋，左内腹斜筋，腹直筋などを活動させて側臥位まで寝返る（図4②）。その際，頭頸部を上側（右）へ側屈させると，非支持側の頭頸部と体幹側屈筋を活動させることができる（図4③）。

図4　頭頸部からの寝返りの誘導
①：頭頸部の挙上
②：側臥位に寝返る
③：頭頸部を上側へ側屈する

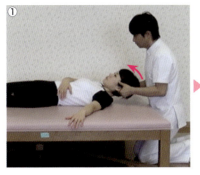
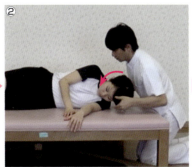
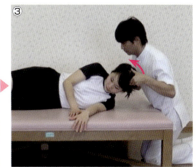

■頭頸部と肩甲帯からの寝返りの誘導

　セラピストは左前腕で患者の頭頸部を保持し，左手の小指側で支持側の左肩甲骨に下方への圧を加え，BOSを確保する。右手では，非支持側である患者の右肩甲骨を前方突出させ，左方向への寝返りを誘導する（図5）。

図5　頭頸部と肩甲帯からの寝返りの誘導
①：左前腕で頭頸部を保持し，左手小指側で左肩甲骨に下方への圧を加える
②：右手では，非支持側である患者の右肩甲骨を前方突出させ，左方向への寝返りを誘導する

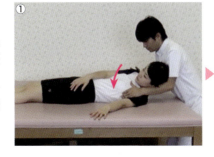
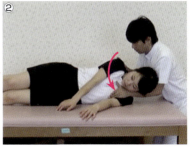

■肩甲帯・上肢からの寝返りの誘導

セラピストは，寝返る方向とは反対側（上側）である患者の右肩甲帯と右上肢を保持する。右肩甲帯を前方突出させて体幹前面筋を活動させ，さらに右肩甲骨を下制することで頭頸部と体幹の右側屈筋を活動させて，左方向への寝返りを誘導する（図6）。

図6 肩甲帯・上肢からの寝返りの誘導
①：右肩甲帯と右上肢を保持し，右肩甲帯を前方突出させる
②：左方向への寝返りを誘導する

動画はこちら

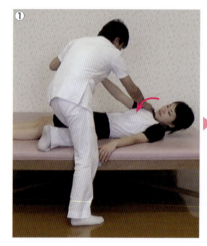 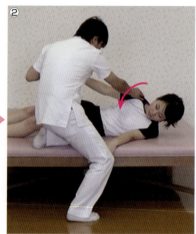

■上肢からの寝返りの誘導

セラピストは患者の左上肢をベッドに軽く押しつけて，進行方向へのBOSを増加させる。非支持側である患者の右上肢を保持し，進行方向に動かすことで左方向への寝返りを誘導する（図7①②）。その際に患者の右肩甲帯を下制すると，頭頸部を右側屈させることができる（図7③）。

図7 上肢からの寝返りの誘導
①：患者の右上肢を挙上し，左上肢を床面に軽く押しつけてBOSを増加させる
②：右肩甲骨を前方突出させて，左方向への寝返りを誘導する
③：側臥位になったら右肩甲骨を下制し，頭部を右側屈する

動画はこちら

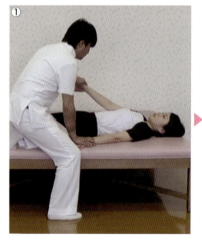 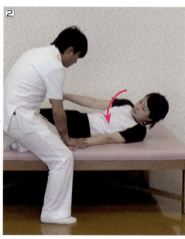 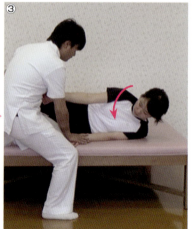

骨盤からの寝返りの誘導

●一側下肢の股関節・膝関節屈曲によって重心位置を高くして寝返る

セラピストは，寝返る方向とは反対側下肢（右下肢）の患者の股関節・膝関節を屈曲させて下腿を立てる．同側上肢を患者の腹部に乗せて，重心の位置を高くする．一側下肢を屈曲位にすることで，腹筋群を活動させることができる．その後，患者の骨盤を進行方向に回転させて寝返る（図8）．

両側の股関節・膝関節を屈曲させて下腿を立てると，より重心が高くなり，腹筋群もより活動して寝返りが容易になる．

図8 一側下肢の股関節・膝関節屈曲によって重心位置を高くして寝返る
①：右の股関節・膝関節を屈曲させて下腿を立てる
②：骨盤からの誘導で寝返る

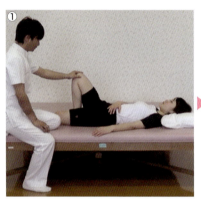
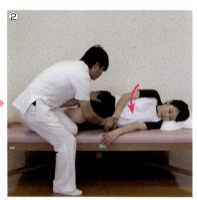

●一側下肢の股関節・膝関節の屈曲からブリッジをして寝返る

セラピストは，寝返る方向とは反対側下肢（右下肢）の患者の股関節・膝関節を屈曲させて下腿を立てる．同側上肢を患者の腹部に乗せて，重心の位置を高くする．そこから一側下肢でブリッジをさせて寝返る（図9）．

この操作で，ブリッジする側の下肢の支持性を高めることができる．歩行の際の支持側下肢の準備として実施できる．

図9 一側下肢の股関節・膝関節の屈曲からブリッジをして寝返る
①：右の股関節・膝関節を屈曲させて下腿を立てる
②：一側下肢でブリッジして寝返る

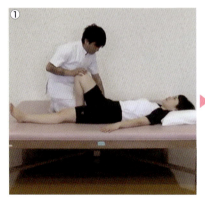
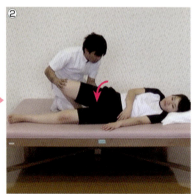

■両大腿からの寝返りの誘導

　両大腿部を寝返りする方向へ回旋させることで骨盤の回旋を引き起こし，寝返りを誘導する（図10）。

図10 両大腿からの寝返りの誘導
①：患者の両大腿を遠位1/3程度の位置で保持する
②：両大腿を回旋させて骨盤の回旋を引き起こす

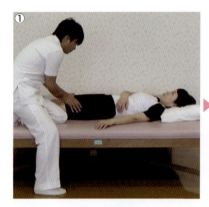
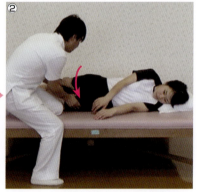

【文　献】
1）関屋　昇：正常動作の観察と分析．標準理学療法学 専門分野 臨床動作分析（高橋正明 編），p.41，図57，医学書院，2001．
2）小川鑛一：看護動作を助ける基礎人間工学，p.106，図3.40，東京電機大学出版局，1999．

6

起き上がりへのアプローチ

6 起き上がりへのアプローチ

起き上がり動作の基礎知識

廣瀬浩昭

はじめに

　起き上がり動作(sitting up, getting up)は，臥位から座位へ姿勢を変換する動作である。具体的には，背臥位(仰臥位，supine position)から長座位(long sitting position)または端座位(sitting position on the bed)への姿勢変換動作を指す。

　起き上がり動作は障害をもつ者にとって難しい動作なので，セラピストは動作を分析して動作遂行に支障を及ぼしている問題を明らかにし，改善策・治療を行わなければならない。

起き上がり動作の概要

　健常者ではベッドからの起き上がり動作において，個人間および個人内で多様なパターンを示す[1]。冨田ら[2]は，健常者の行う起き上がりを表1のように分類している。背臥位から長座位への起き上がりでは，まっすぐに起き上がる(左右対称性)，寝返りして起き上がる(半側臥位・側臥位を経る)，腹臥位になって起き上がる(腹臥位を経る)など多様性が認められる。

　起き上がり動作は，重い頭部と上体を重力に抗して殿部・下肢からなる支持基底面(base of support：BOS)の上に持ち上げる動作で，身体重心(center of gravity：COG)を上方かつ足側(尾側)へ移動させる課題と，BOSを足側(尾側)へ狭める運動課題をもつ。

表1 起き上がり動作の分類

大分類
Ⅰ．まっすぐに起き上がる(左右対称性)
Ⅱ．寝返りして起き上がる(半側臥位・側臥位を経る)
Ⅲ．腹臥位になって起き上がる(腹臥位を経る)

中分類	小分類
①引く	a．身体内部をつかんで引く(図1) b．外部をつかんで引く(図2)
②押す	a．片手で押す(図3) b．両手で押す(図4) c．上肢や下肢で押す(図5)
③はずみを使う	a．下肢ではずみをつける(図6) b．上肢や頭部ではずみをつける(図7)
④下肢をひっかける	a．一側下肢を対側下肢にひっかける(図8) b．一側または両側下肢を物にひっかける(図9) c．布団など，物を乗せて固定する(図10)

(文献2より一部改変引用)

健常成人がまっすぐに起き上がる動作において必要な要素としては，頭頸部の屈曲，体幹の屈曲，股関節の屈曲が挙げられる．各関節には十分な関節可動域と筋力が必要となり，いずれかが不十分だと，引く，押す，はずみを使う，下肢をひっかけるといった他の方略（戦略）をとる必要が生じる．

　寝返りをして起き上がる動作の必要要素としては，頭頸部の屈曲・回旋，一側上肢の対側へのリーチ，対側の肘支持（on elbow）から手支持（on hand），体幹の屈曲・回旋，両股関節の屈曲が挙げられる．寝返りをして起き上がる動作では，肘支持から手支持に移行する過程が重要である．

図1　身体内部をつかんで引く
大腿部を両手でつかんで引き，まっすぐ起き上がる

a　側方から見た図

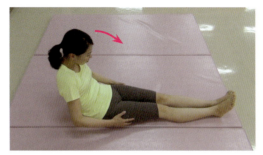

b　尾側から見た図

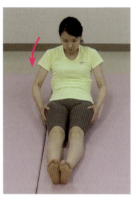

図2　外部をつかんで引く
ベッド柵やロープを引いて起き上がる

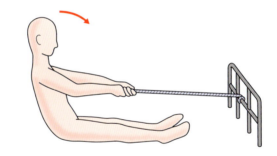

図3　片手で押す
片手でベッド・床を押して起き上がる

a　側方から見た図

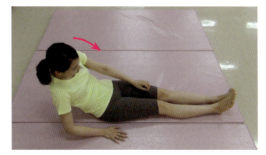

b　尾側から見た図

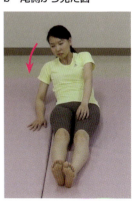

図4 両手で押す
両手でベッド・床を押して起き上がる

a　側方から見た図

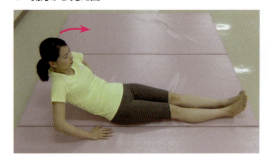

b　尾側から見た図

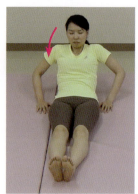

図5 上肢や下肢で押す
左上肢と左下肢で床・ベッドを押して起き上がる動作を示している

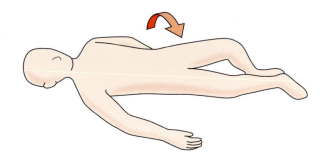

図6 下肢ではずみをつける
下肢ではずみをつけて起き上がる

a　側方から見た図

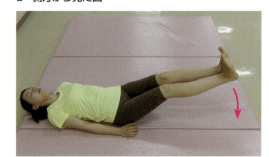

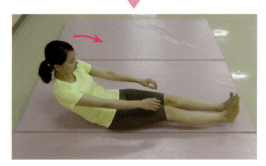

b　尾側から見た図

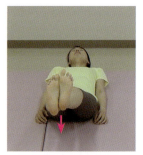

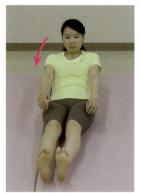

図7 上肢や頭部ではずみをつける
両上肢ではずみをつけて起き上がる動作を示している

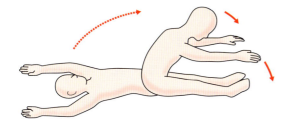

図8 一側下肢を対側下肢にひっかける
右下肢を左下肢にひっかけて起き上がる動作を示している

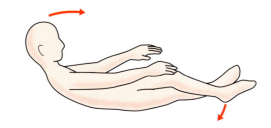

図9 一側または両側下肢を物にひっかける
両側下肢をベッド柵などにかけて起き上がる動作を示している

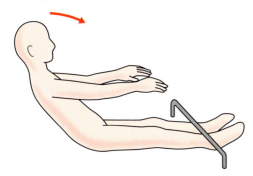

図10 布団など，物を乗せて固定する
両側下肢の上に布団を乗せて固定する起き上がり動作を示している

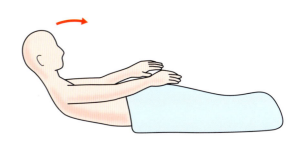

起き上がりへのアプローチ

Supplement

起き上がり動作における身体各部の連結

重い頭部と上体を持ち上げるには，両下肢による支持性・固定性が必要になる。図11aでは，足部・下腿部・大腿部が筋の働きによって連結されており，支持性・固定性を与えている。一方，図11bでは筋の働きがなく，足部・下腿部・大腿部が連結されないため，支持性・固定性が不十分となり，起き上がり動作が困難となる。

図11 起き上がり動作における足部・下腿部・大腿部の連結

a 筋の働きがあり，身体各部が連結されている

b 筋の働きがなく，身体各部が連結されていない

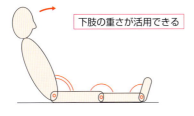

下肢の重さが活用できる

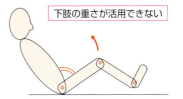

下肢の重さが活用できない

まっすぐの起き上がり：左右対称

高齢者において背臥位からまっすぐ起き上がる動作は，引く，押す，はずみを使う，下肢をひっかけるといった方略を用いないと難しい動作である。

開始姿勢は背臥位で，頭頸部の屈曲から動作が始まり，骨盤後傾，体幹屈曲，両肩甲帯屈曲，両肩関節屈曲，両股関節屈曲と続き，頭頸部と体幹が伸展して終了姿勢の長座位となる（図12）。なお，頭頸部の屈曲後に，両膝関節軽度屈曲が起こることもある。

運動は阻害されることなく，円滑に全身に広がるといった特性がある。

図12 背臥位からまっすぐ起き上がる動作
①：開始姿勢。背臥位
⑦：終了姿勢。長座位

動画はこちら

a 側方から見た図

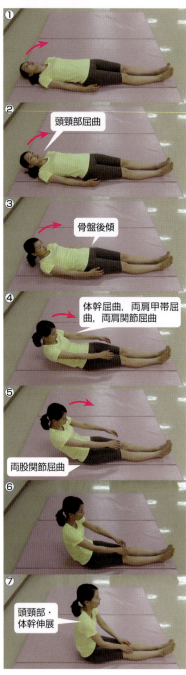

b 尾側から見た図

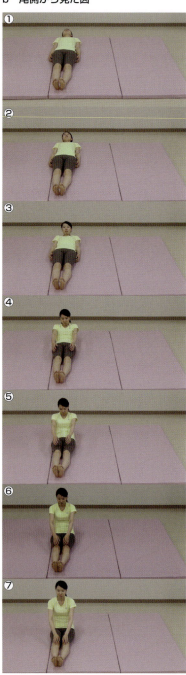

（半）側臥位からの起き上がり：左への寝返り

　背臥位から寝返りして起き上がる動作は，半側臥位を経て起き上がるパターンと，側臥位を経て起き上がるパターンの2つがある。寝返りして起き上がる動作の前半は，屈曲回旋パターンによる寝返りとよく似たパターンを示す。

　ここでは，左に寝返りをしてから起き上がる場合を例に解説する。開始姿勢は背臥位で，まず左肩関節を軽度外転させる。頭部が床面からわずかに浮く程度の頭頸部軽度屈曲と左への回旋運動に続いて，右肩甲帯が屈曲（前方突出）して（肩甲骨が床面から浮く）左へ右上肢のリーチが起こり（右肩関節屈曲・水平内転），体幹が左回旋・屈曲する。このとき，左肘部で体重を支持し（左肘支持），両膝関節は伸展する。続いて右上肢を前方に挙上し，頭頸部右回旋と体幹右回旋・屈曲，両股関節屈曲が起こり，左手で体重を支持する（左手支持）。そのまま体幹右回旋，両股関節屈曲が継続して終了姿勢の長座位となる（図13）。

■側臥位からの起き上がりの相

　石井[3]は，背臥位から半側臥位を経由して起き上がる動作を4相に分けて解説している。第1相が「背臥位から右上肢のリーチまで」，第2相が「右上肢のリーチから体幹左回旋して右肩が左肩上に配列されるまで」，第3相が「右肩が左肩上に配列された時点から片肘支持（on elbow）まで」，第4相が「片肘支持から長座位となるまで」である。なお，側臥位まで体幹回旋が起こらない動作パターンでは，「右肩が左肩上に配列される時点」は「右肩が最大に左側に移動した時点」といえる。

　背臥位から左へ寝返りをして起き上がる動作に必要な運動要素は，頭頸部の屈曲と回旋，右側（上側）上肢のリーチ（肩甲帯屈曲，肩関節屈曲・水平内転），体軸内回旋，左側（下側）上肢の支持性・固定性（肘支持 → 手支持），体幹の回旋と屈曲，両股関節の屈曲，両膝関節伸展位での固定などである。

図13　背臥位から寝返りをして起き上がる動作

半側臥位になるまで左へ寝返りをしてから起き上がる。①〜②が第1相，②〜③が第2相，③〜④が第3相，④以降が第4相である

動画はこちら

a　側方から見た図

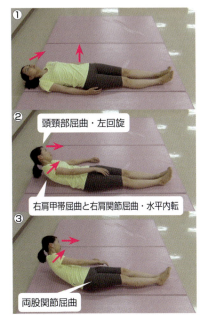

b　尾側から見た図

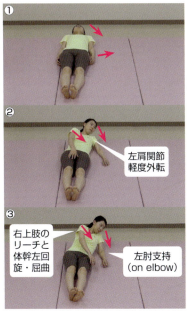

（次ページに続く）

図13 続き

a　側方から見た図

b　尾側から見た図

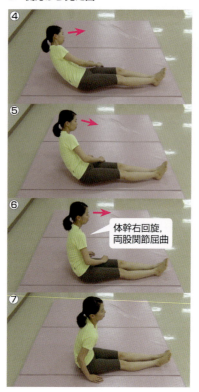
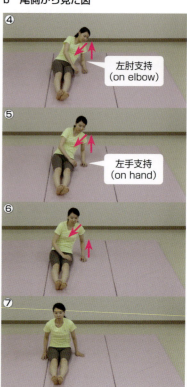

Supplement

片肘支持における肘部の位置と戦略

片肘支持において肘部の位置が身体から近い（肩関節外転角度が小さい，図13）と，寝返りの要素よりもまっすぐ起き上がる要素のほうが強くなる。そのため，背臥位から片肘支持までの動作において，体幹屈曲と股関節屈曲の強い力が必要となる。続く動作である片肘支持から片手支持までは，水平面での重心移動距離が小さくてよいため，動作は比較的容易となる。

一方，片肘支持において肘部の位置が身体から遠い（肩関節外転角度が大きい，図14）と，背臥位から片肘支持までは上方への重心移動が小さくて済むため動作が容易である。しかし，続く片肘支持から片手支持までの動作では，上方および足側への重心移動距離が大きくなるため，体幹屈曲と股関節屈曲において強い力が必要となる。

図14 側臥位からの起き上がりにおいて片肘支持の位置が身体から遠い場合

a　側方から見た図

b　尾側から見た図

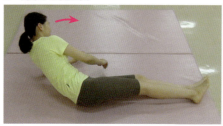
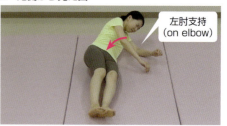

腹臥位からの起き上がり

背臥位から側臥位を越えて腹臥位近くまでになってから，両手をついて起き上がるパターンがある（図15）。両手をつくまでは，背臥位から腹臥位へ寝返る動作と同様なパターンを示す。

図15 腹臥位近くまで寝返りをして起き上がる動作

a 側方から見た図

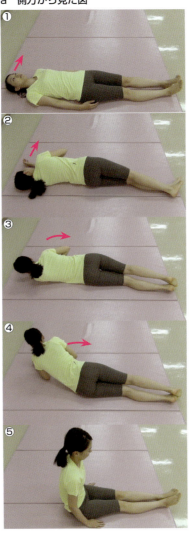

b 尾側から見た図

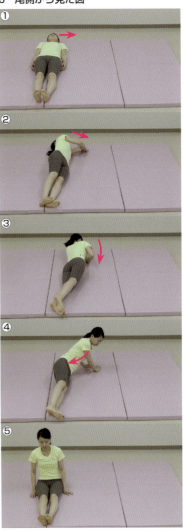

運動を阻害する要因と運動を促す要因

■運動を阻害する要因

両下肢に強い屈曲拘縮があると，両下肢の荷重による力のモーメントが小さくなり，両下肢による支持性・固定性が保証されない。したがって，起き上がり動作が困難となる。

頭頸部または体幹屈曲制限があると，上体の質量中心までのモーメントアームが長くなり，頭頸部・体幹屈筋群により強い筋力が必要となる。

■運動を促す要因

両側または片側上肢でベッド端を引く，床面を押す，下肢や上肢のはずみを使う，下肢をひっかけるなどによって，起き上がり動作が容易になる。

> **Supplement**
>
> #### 長座位への起き上がりか端座位への起き上がりか
>
> ハムストリングスに筋短縮があると，膝関節が屈曲位となり長座位保持は困難となる。また，無理に長座位保持をすると骨盤が後傾する。ハムストリングスに筋短縮のあるケースでは，長座位への起き上がりより端座位への起き上がりが容易である。
>
> ベッド上端座位への起き上がりにおいて，下肢をベッド端から垂らすタイミングはさまざまである。あらかじめ，または片肘支持くらいのタイミングで下肢を垂らすと下腿の重さを活用でき，またハムストリングスが緩んで片肘支持から片手支持への動作が容易になる。ほかには，長座位に近づいて姿勢が安定してから下肢を垂らすなど，多様性がみられる。
>
> 背臥位から端座位へ起き上がる動作（図16）は，半側臥位または側臥位を経て起き上がるパターンとよく似た動作パターンを示す。開始姿勢は背臥位で，まず左肩関節を軽度外転させる。頭部が床面からわずかに浮く程度の頭頸部軽度屈曲と左への回旋運動と同時に，右肩甲帯が屈曲（前方突出）して（肩甲骨が床面から浮く）左へ右上肢のリーチが起こり（右肩関節屈曲・水平内転），体幹が左回旋・屈曲する。このとき，左肘部で体重を支持（片肘支持）し，両股関節を軽度屈曲させて両膝関節軽度屈曲位のまま下肢をベッド端に移動させて，両下腿部をベッドから垂らす。両下腿部を下垂させながら，左肘関節を伸展して左手で体重を支持（片手支持）し，頭部・体幹を正中位に起こしていく。端座位に近づくにつれて，徐々に頭頸部と体幹を伸展する。両手を大腿部前面に移動させ，終了姿勢の端座位となる。

図16 背臥位から端座位へ起き上がる動作
①：開始姿勢。背臥位
⑥：終了姿勢。端座位

動画はこちら

a 側方から見た図

①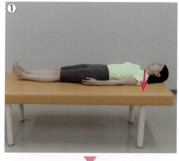

②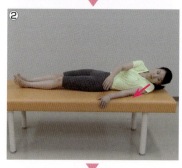

③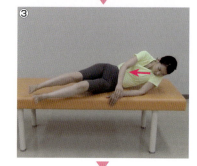

b 頭側から見た図

①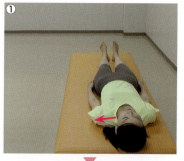

②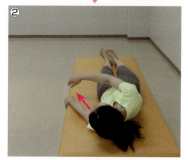

③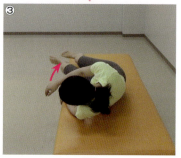

（次ページに続く）

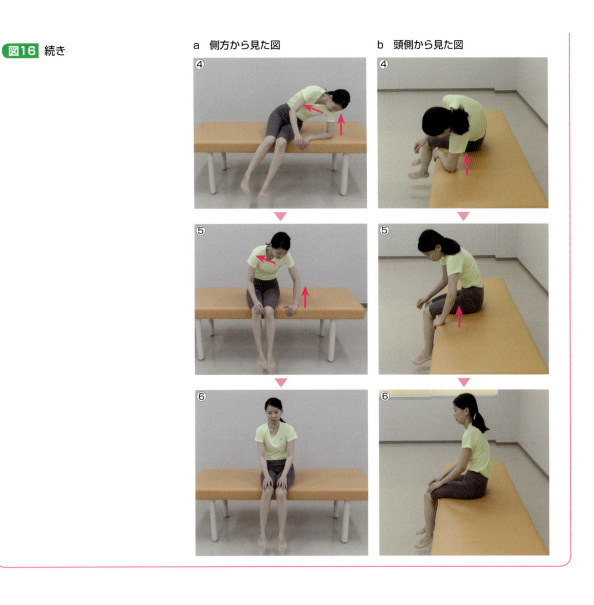

図16 続き

【文 献】
1) Ford-Smith CD, VanSant AF: Age differences in movement patterns used to rise from a bed in subjects in the third through fifth decades of age. Phys Ther 73(5), 300-309, 1993.
2) 冨田昌夫 ほか：片麻痺の起き上がり：障害部位別動作パターンとの力学的比較. 理学療法学 20(7), 472-481, 1993.
3) 石井慎一郎：動作分析 臨床活用講座. メジカルビュー社, 82-119, 2013.

起き上がり動作の治療手技

弓岡光徳，前田昭宏

はじめに

■起き上がり動作が障害される原因

　寝返り動作と同様に背臥位から起き上がるためには，頭頸部と体幹前面筋の抗重力屈曲活動(テンタクル活動)が必要である．また，側臥位からの起き上がりでは，頭頸部と体幹・上側下肢の抗重力側屈活動(テンタクル活動)が必要である．さらに，腹臥位から起き上がるためには，頭頸部と体幹の抗重力伸展活動(テンタクル活動)と上肢の使用による抗重力屈曲活動(ブリッジ活動)が必要である．そのため，どの臥位からの起き上がりにおいても，それぞれの抗重力活動の不足が起き上がり動作障害の原因となる．

■起き上がり動作の評価法

　脳卒中片麻痺患者の場合は，背臥位から対称的に起き上がることが困難である．したがって，非麻痺側に寝返って起き上がることが多いが，その際，体幹が側臥位から腹臥位に近い姿勢で起き上がる場合は抗重力伸展活動を多く使用しており，背臥位に近い姿勢で起き上がる場合は抗重力屈曲活動を使用している．
　起き上がり動作は通常，体幹が腹臥位に近い姿勢で起き上がる抗重力伸展活動のほうが容易であり，徐々に背臥位に近い姿勢で起き上がる抗重力屈曲活動に移行していく．

■起き上がり動作で行う治療の最終目標

　一般的に，最初はやや腹臥位に近い側臥位で一側上肢による起き上がり動作から始め，徐々に背臥位に近い側臥位での起き上がり動作へと練習していく．最終的には背臥位からの対称的な起き上がりを目指して，麻痺側の体幹・上下肢の機能向上を図る．
　一方，治療の最初から介助量を多くして背臥位からの起き上がり動作を部分的に練習することも，麻痺側の体幹・上下肢の機能向上に寄与すると思われる．
　また，脳卒中片麻痺患者や高齢者の多くは，膝関節屈筋であるハムストリングスが短縮しているため，長座位をとることが難しい場合がある．そのため，起き上がり動作を治療する場合には，最初に端座位への起き上がりから始めるとよい
　ここでは，誘導の手技による起き上がり動作の治療の具体的な実施方法を示す．

端座位への起き上がりの誘導

■頭頸部からの誘導で背臥位から端座位に起き上がる動作：左への起き上がり

　背臥位で頭頸部を屈曲させると，体幹前面筋が活動する．ここでは，左に寝返ってから起き上がる動作を例に解説する．頭頸部を屈曲させたまま左に回旋すると，右胸鎖乳突筋，右大胸筋，右外腹斜筋，左内腹斜筋などが活動することで体幹も左に回旋し，側臥位になる．
　頭頸部を側屈すると体幹側屈筋が活動し，また，頭頸部を伸展すると体幹伸筋が活動するので，頭頸部の位置を操作しながら，起き上がらせる(図1)．

図1 頭頸部からの誘導で背臥位から端座位に起き上がる動作
　①：頭頸部より背臥位から側座位へ寝返る
　②：側臥位で両下肢を床に下ろしていく
　③：左上肢で上半身を支持させて、頭頸部から端座位へ起き上がる

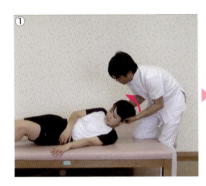 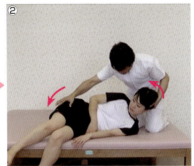 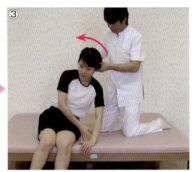

■骨盤からの誘導で背臥位から端座位へ起き上がる動作

　背臥位で両下肢の股関節・膝関節を屈曲させる（図2①）。両下肢の関節を屈曲させる過程で、股関節屈筋と腹筋群を活動させ、骨盤を後傾させる。右上肢を腹部の上に置いて、右骨盤を前方回旋させて側臥位に寝返る（図2②）。起き上がる方向の右骨盤を側方下制させて左骨盤を側方挙上させることで、同側の体幹側屈筋と頭頸部側屈筋を活動させ、端座位に起き上がる（図2③）。

図2 骨盤からの誘導で背臥位から端座位へ起き上がる動作
　①：背臥位で両下肢の股関節・膝関節を屈曲させる
　②：右上肢を腹部の上に置いて、骨盤から誘導して側臥位に寝返る
　③：骨盤からの誘導で、側臥位から端座位へ起き上がる

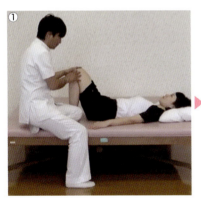 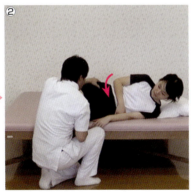 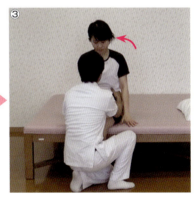

■肩甲帯と骨盤帯からの誘導で端座位へ起き上がる動作

　頭頸部と上部体幹が立ち直らない場合には，起き上がる方向の肩甲骨と骨盤を側方下制して，同側の体幹側屈筋と頭頸部側屈筋を活動させる。

　まず，背臥位で両下肢を屈曲させる（図3①）。右上肢を腹部の上に置いて，右肩甲骨と右骨盤から誘導して側臥位に寝返る（図3②）。その後，右肩甲骨と右骨盤から誘導して端座位へ起き上がる（図3③）。

図3 肩甲帯と骨盤帯からの誘導で端座位へ起き上がる動作
①：背臥位で両下肢を屈曲させ，右上肢を腹部の上に置く
②：右肩甲骨と右骨盤から誘導して側臥位に寝返る
③：右肩甲骨と右骨盤から誘導して端座位へ起き上がる

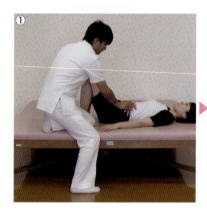 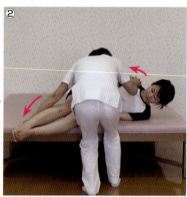 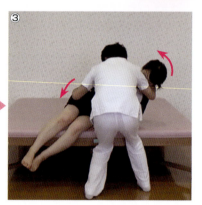

長座位への起き上がりの誘導

■頭頸部からの誘導で，背臥位から長座位へ対称的に起き上がる動作

　この動作では，頭頸部・体幹前面筋が左右対称に活動する必要がある。頭頸部のみの誘導では困難な場合は，頭頸部と肩甲帯から誘導する（図4）。

図4 頭頸部からの誘導で対称的に起き上がる動作
①：頭頸部を挙上させて，頭頸部，体幹の屈筋を活動させる
②：身体の左右が対称な状態で長座位へ起き上がる

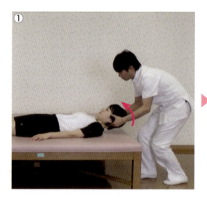 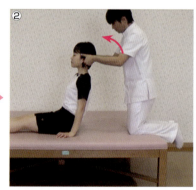

■頭頸部からの誘導で，背臥位から長座位へ非対称的に起き上がる動作

●頭頸部を対称的に保持して操作する起き上がり動作

　セラピストは，対象者の頭部を両側より左右対称に保持する。頭頸部を屈曲・左回旋させることで体幹を屈曲・左回旋させる。そこから患者に左上肢で上半身を支持させて非対称的に起き上がり，続いて頭頸部と体幹を右回旋させることで対称的な長座位をとる（図5）。

> **図5** 頭頸部を対称的に保持して操作する起き上がり動作
> ①：頭頸部からの操作で上半身を起こす。一側上肢で支持させて，非対称に起き上がる
> ②：対称的な長座位になる

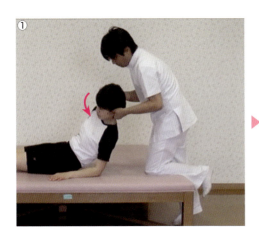 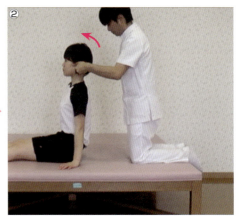

●頭頸部を非対称的に保持して操作する起き上がり動作

　対象者の頭部を左右対称に保持して操作する方法よりも，右手で対象者の頭部，左手であごを保持して操作したほうが，頭頸部と体幹の回旋を誘導しやすい場合がある（図6）。

> **図6** 頭頸部を非対称的に保持して操作する起き上がり動作
> ①：頭部とあごを保持して上半身を起こし，一側上肢で支持させる
> ②：対称的な長座位になる

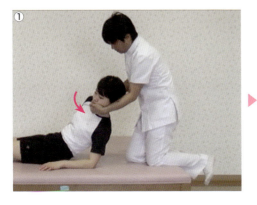 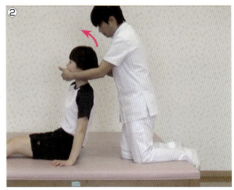

■両肩甲帯からの誘導で，背臥位から長座位へ非対称的に起き上がる動作

両肩甲骨を外転・下制することで頸部屈筋と体幹前面筋を活動させる。さらに，両肩甲骨から体幹を左回旋させ，左上肢で支持させて対称的な長座位へと誘導する（図7）。

図7 両肩甲帯からの誘導で非対称的に起き上がる動作
①：両肩甲帯から誘導する
②：対称的な長座位になる

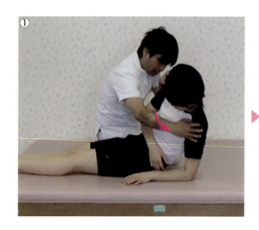
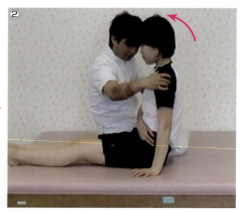

■両肩甲帯からの誘導で，背臥位から長座位へ対称的に起き上がる動作

対象者の両肩甲骨を前傾させて床面から上半身を挙上させ，頭頸部・体幹前面筋を活動させて長座位に誘導する（図8）。

図8 両肩甲帯からの誘導で対称的に起き上がる動作
①：両肩甲帯を前傾させて床面から上半身を浮かせる
②：両肩甲帯から対称的に起き上がる

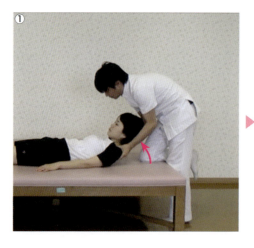
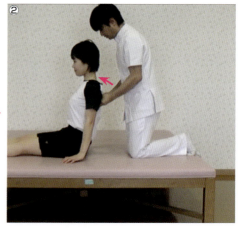

■ 頭頸部・肩甲帯からの誘導で，背臥位から長座位へ非対称的に起き上がる動作

　セラピストは右手で対象者の右肩甲骨後面を保持し，左手で左胸部前面を保持する。左前腕で左頭頸部を，左上腕で後頭部を支持する。その後，対象者の頭頸部と体幹を屈曲・左回旋させ，左前腕での支持から左手での支持へ移り，長座位に誘導する（図9）。

図9　頭頸部・肩甲帯からの誘導で非対称的に起き上がる動作
①：一側前腕で支持させる
②：一側上肢で支持させて長座位に誘導する

動画はこちら

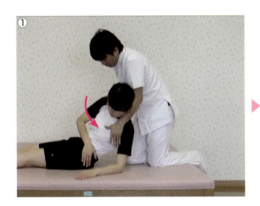
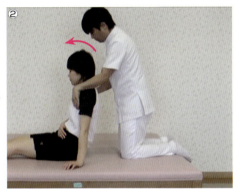

■ 肩甲帯・上肢から非対称的に誘導して起き上がる動作

　肩関節の亜脱臼や痛みなどで，麻痺側上肢からの誘導が困難な場合には，麻痺側の肩甲上腕関節を肩甲骨セッティングで安定させながら誘導する方法がある。
　右片麻痺を例にすると，右手関節を背屈位，母指を伸展位にキーポイントを取り，肩関節から牽引せずにむしろ圧迫しながら誘導し，非麻痺側である左方向に回旋を加え，非対称に左上肢で支持させる。その後，右方向に回旋を加え，対称的な長座位に誘導する（図10）。

図10　肩甲帯・上肢から非対称的に誘導して起き上がる動作
①②：非支持側の一側肩甲帯と同側上肢から，一側前腕支持へと誘導する
③：非対称に一側上肢で支持させて長座位になる

動画はこちら

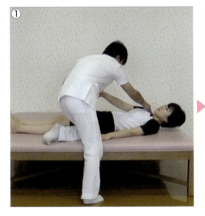
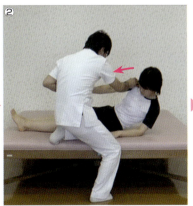
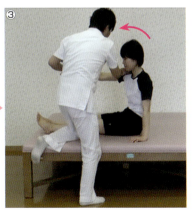

■両上肢からの誘導で対称的に起き上がる動作

●両肩関節水平外転から誘導して胸郭伸展位で起き上がる動作

両上肢を肩関節屈曲から水平外転させることで肩甲骨を内転させ，胸郭を伸展位で安定させた状態で保持させながら，左右対称に長座位へ誘導する．長座位から，ゆっくりと背臥位へ戻す．このとき，胸郭をできるだけ伸展位で保持したまま，腰椎の分節的な屈曲を起こさせる．

肩甲骨を内転・下制・前方傾斜させると，胸椎は伸展したままで腰椎の屈曲・伸展が可能となり，上部体幹と下部体幹の選択的な運動を行うことができる（図11）．

図11 両肩関節水平外転から誘導して胸郭伸展位で起き上がる動作
①：前腕回外，手関節背屈，母指伸展位で対象者の両手を保持し，両上肢から誘導する
②：肩関節屈曲から水平外転させることで肩甲骨内転を保持させながら，左右対称に長座位になる
③：長座位からゆっくり背臥位へ戻す．このとき，腰椎の分節的な屈曲を起こさせる

動画はこちら

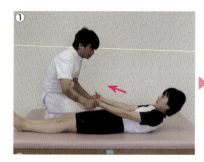
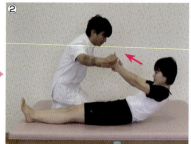
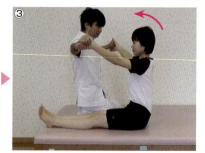

●両上肢を前方挙上して肩甲骨を外転させて起き上がる動作

両上肢の肩関節を屈曲（上肢の前方挙上）させることで肩甲骨を外転させ，胸郭が若干屈曲した状態を保持させながら，左右対称に長座位へ誘導する．その後，長座位からゆっくりと背臥位へ戻す．このとき，腰椎の分節的な屈曲を起こさせる（図12）．

肩甲骨を外転させて胸郭軽度屈曲位で起き上がるほうが，肩甲骨内転位・胸郭伸展位で起き上がるより容易なため，最初は胸郭軽度屈曲位で行い，次に胸郭伸展位で行うなど，対象者の状況に合わせて操作方法を段階づける必要がある．

図12 両上肢を前方挙上して肩甲骨を外転させて起き上がる動作
①：前腕回外，手関節背屈，母指伸展位で対象者の両手を保持し，両上肢から誘導する
②：両上肢を前方挙上させることで肩甲骨外転を保持させながら，左右対称に長座位になる
③：長座位からゆっくりと背臥位へ戻す

動画はこちら

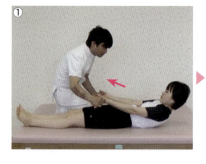
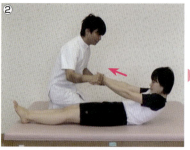
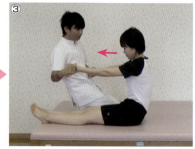

●腰椎の分節的な動きを得る

　両上肢からの操作で腰椎の分節的な動きが得られない場合には，体幹から直接操作して分節的な動きを得る。

　セラピストは対象者の腹部と胸腰椎移行部に手を当てる（図13①）。対象者が長座位から背臥位になる過程で，頭部と胸椎部を安定させた状態を保ちながら，下部腰椎から上部腰椎への分節的な伸展を促す（図13②）。

> **図13** 腰椎の分節的な動きの操作
> ①：対象者の腹部と胸腰椎移行部に手を当てる
> ②：腰椎の分節的な伸展を促す

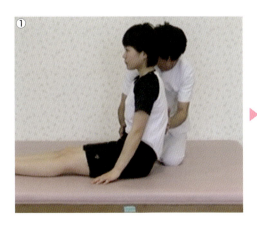
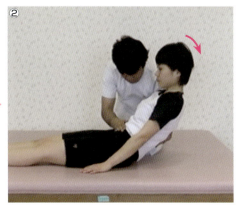

■一側上肢から体幹回旋を誘導する起き上がり動作

　右上肢から誘導する場合を例に解説する。背臥位の対象者の右肩関節を屈曲させてから，対象者の左下肢方向に移動させる。これにより頭頸部を屈曲・左回旋，右肩甲骨を外転させる。右外腹斜筋・左内腹斜筋の活動によって体幹を左回旋させ，左前腕で上半身を支持させる。そこから，右上肢を右上方に移動（肩関節の外転・水平外転）させて体幹の右回旋を起こしながら，左手で上半身を支持させて左右対称な長座位に誘導する（図14）。

> **図14** 右上肢から体幹の左回旋を誘導する起き上がり動作
> ①：右上肢から動作を誘導する
> ②：左前腕で上半身を支持させる
> ③：左手で上半身を支持させて，左右対称な長座位に誘導する

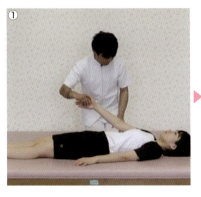
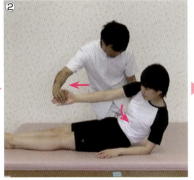
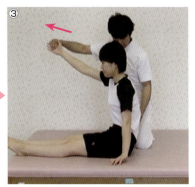

7

座位へのアプローチ

7 座位へのアプローチ

座位の基礎知識

廣瀬浩昭

はじめに

　座位（sitting）は，休息するとき，テレビを見るとき，コンピュータで作業をするときなど，日中の生活において長時間とる姿勢である．具体的には，椅子座位（椅座位），端座位，長座位，半座位，正座，胡座（あぐら座位），横座りなどがある．

　座位は立位と比較して腰部への負担が大きく，腰椎椎間板（L3）における負荷は，安静立位を1.0とすると背臥位では−0.5，オフィスチェアでの椅子座位では1.0，端座位では＋1.4となる[1]．日中の休息や活動において座位姿勢は長時間とるため，その姿勢が不良だと疲労や活動の妨げにつながる．また，長期間の不良姿勢は，関節の拘縮・変形，異常な筋緊張など，二次的障害にもつながる．

　一方，立ち上がり動作の開始姿勢であるため，"動き"の開始を阻害する座位姿勢では，立ち上がり動作を制限してしまう．セラピストは座位姿勢を評価して，実用的な座位姿勢を獲得させるとともに，二次的障害につながらないよう治療や環境調整を行う．また同時に，座位での除圧や移動，立ち上がり動作につながるように治療する．本章では，セラピストが臨床で頻繁にアプローチする椅子座位を取り上げる．

座位の概要と特徴

■椅子の各部位の寸法

　椅子座位は，就学時から日中に長時間とるようになる姿勢である．特に机上活動において機能的な姿勢であるが，長時間座位を保持する場合には，椅子の種類（パイプ椅子，コンピュータ作業用の椅子など）は座位の快適性・機能性に影響を与える．

　椅子座位では，座面の高さ・奥行き，背もたれの傾き，肘掛けの高さ，必要に応じて座面の傾き・幅を確認すべきである（図1）．休息用の椅子は身体各部をサポートするため安楽性には優れているが，立ち上がり動作開始には"動き"を阻害する場合がある．

■座位姿勢の変化

　姿勢は環境・条件によって変化する．すなわち，どのような椅子を使用するかによって座位姿勢は変わる．

　床から膝窩部までの長さに比べて座面が高いと足底全面接地ができず，踵部または足底全面が床から離れて座位安定性は低下する（図2a）．一方，座面の高さが床から膝窩部までの長さに対して相対的に低すぎると，骨盤後傾位・体幹屈曲位（いわゆる仙骨座り，図2b，図3b）になりやすく，座位安定性が低下する．そのため，対象者が普段使用する椅子・ベッドの座面の高さを計測・記録することが必要となる．

また，座面の「硬さ」の点では，座位保持能力に問題がみられる対象者において座面が軟らかすぎると座位安定性が低下することがある．一方，座面が硬すぎると，座位保持時に疼痛・不快感のためにいわゆる坐骨座りができず，仙骨座りになることがある．

このようなことから，椅子座位の環境・条件として，椅子のタイプ，座面の硬さ，各部の寸法を記録する必要がある．各部の寸法は図1に示すように，①座面の高さ，②座面の奥行き，③背もたれの傾き，④肘掛けの高さを計測し，必要に応じて座面の傾き・幅を計測する．

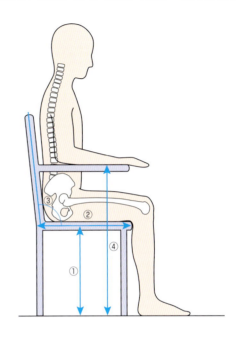

図1　椅子座位姿勢と椅子各部の寸法

矢状面における椅子座位姿勢（背もたれ不使用）と椅子各部の寸法を示す．①座面の高さ，②座面の奥行き，③背もたれの傾き，④肘掛けの高さを計測する

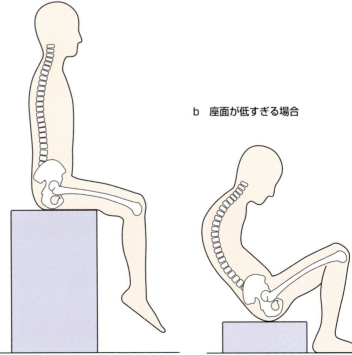

図2　座面の高さが合わない場合の座位姿勢　　a　座面が高すぎる場合

b　座面が低すぎる場合

図3 坐骨座りと仙骨座り
aは坐骨座り，bは仙骨座り。下図は各姿勢における骨盤の模式図

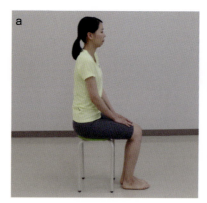
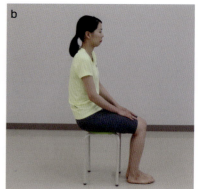
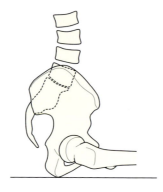
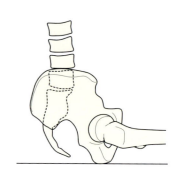

■ 背もたれの使用・不使用

　健常者における背もたれを使用した椅子座位姿勢を図4aに示す。両肘関節軽度屈曲位で両手を大腿部に置き，骨盤後傾位，両股関節約70°屈曲位・内外転中間位・内外旋中間位，両膝関節約90°屈曲位，両足関節底背屈中間位で，背もたれに背部をもたれかけ頸部・体幹軽度屈曲位をとっている。この姿勢は安楽な座位姿勢といえるが，立ち上がり動作へ移行しにくい姿勢である。

　一方，図4bは背もたれ不使用時の椅子座位姿勢である。図4aと比較して骨盤は前傾，頸部・体幹は伸展し，両膝関節は屈曲している。図4aよりも立ち上がり動作に移行しやすい姿勢である。

　図5は椅子座位姿勢と端座位姿勢を示している。端座位はベッド端に座る姿勢であり，座面傾斜のない椅子に，肘掛けと背もたれを使わずに座った場合と同じ姿勢になる。

図4 背もたれ使用・不使用時の椅子座位姿勢（肘掛けなし）
a：背もたれ使用
b：背もたれ不使用

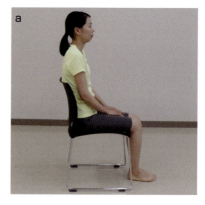
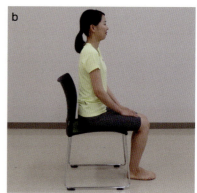

図5　椅子座位姿勢と端座位姿勢

a　椅子座位　　b　背もたれ・肘掛けのない椅子での端座位　　c　ベッド上での端座位

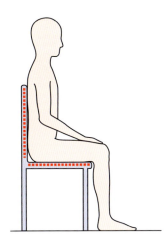
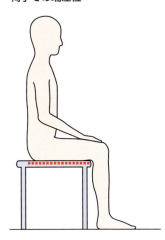
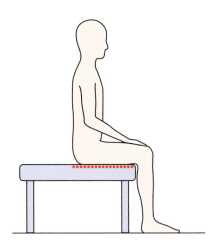

丸椅子での座位姿勢

　丸椅子は支持基底面（base of support：BOS）が狭く軽量なため不安定である。また，背もたれと肘掛けがなく座面も狭いため，座位保持（静的・動的）には高い平衡機能が必要となる。図6に丸椅子での椅子座位姿勢を示す。両側上肢は肩関節・肘関節ともほぼ伸展0°位で体側にあり，両側股関節約70°屈曲位・内外転中間位・内外旋中間位，膝関節約95°屈曲位，足関節約10°背屈位，頸部・体幹屈曲伸展中間位をとる。

　図6a下図は丸椅子のBOSを示している。座面との接触面は殿部と両大腿近位部，床との接触面は両足部である。安静座位の保持において，重心は前後左右へわずかに変位しており，重心をBOS内に収めるように身体は絶えず姿勢制御している。

図6　丸椅子での椅子座位姿勢
a：矢状面における姿勢。下図は丸椅子のBOSを示す
b：前額面における姿勢

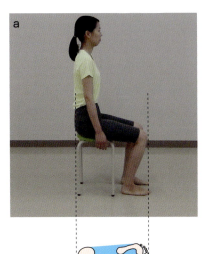
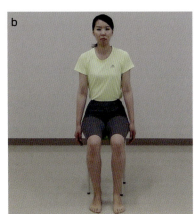

理想的な座位姿勢と安楽な座位姿勢

　理想的な座位姿勢とは，背面または前面から見て(前額面において)重心線上に頭部，胸部，骨盤があり，側面から見て(矢状面において)腰椎に生理的前彎がみられ上体が直立位となり，あごを引いた姿勢である(図7a)。

　一方，安楽な座位姿勢とは，腰椎前彎が減少して胸椎が屈曲した座位である(図7b)。この姿勢では，脊柱が屈曲して椎体前面が圧縮され，後縦靱帯が引き伸ばされる張力によって上半身の重みが支えられており，理想的な座位姿勢よりも筋活動が少ない[2]。

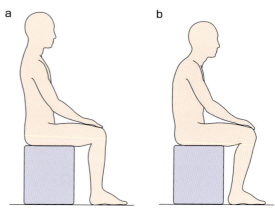

図7 矢状面から見た理想的な座位姿勢(a)と安楽な座位姿勢(b)

(文献2より転載)

座位での体幹前傾運動

　座位からの立ち上がりの第1相では，殿部を離床させるために身体重心(center of gravity：COG)の前方移動が必要となる。運動としては，頭頸部と体幹を中間位に維持した状態または頭頸部を軽度屈曲させて，両股関節屈曲による体幹前傾が起こる。

　図8に二方向から見た座位での体幹前傾運動を示した。座位での体幹前傾運動は立ち上がりの準備として練習されるが，立ち上がり動作につなげるには体幹屈曲運動ではなく両股関節屈曲運動による体幹前傾を意識しなければならない。

　運動開始前には両足部を膝関節より後方に接地させ，骨盤を前後傾中間位まで前傾させる。また，体幹前傾運動後半に起こる大腿四頭筋の筋収縮を確認することも大切である。なお，図8では閉脚しているが，立ち上がりの準備として練習する場合は閉脚せずに両足部を両肩峰間距離またはその1/2程度開いたほうが側方安定性が高まる。

【文 献】
1) Houglum PA ほか 著，武田 功 監：ブルンストローム臨床運動学 原著第6版，297-298，医歯薬出版，2013．
2) 西守 隆：椅子からの立ち上がり．臨床歩行分析ワークブック(武田 功 監)，p.132，メジカルビュー社，2013．

図8 座位での体幹前傾運動

a 側方から見た図

b 前方から見た図

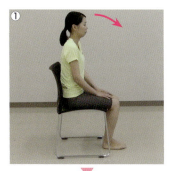
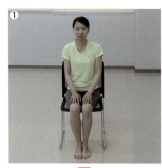
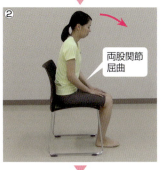
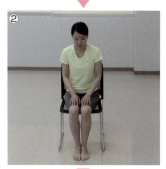
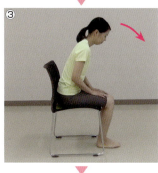
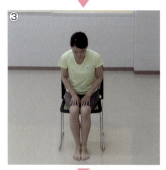
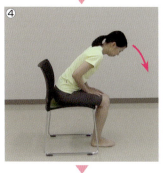
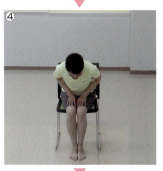
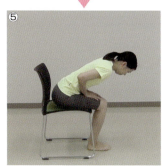
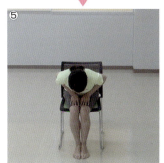

両股関節屈曲

座位へのアプローチ

座位動作の治療手技

弓岡光徳, 鈴東伸洋

はじめに

■座位動作が障害される原因

　座位を保持するためには，頭頸部と体幹の筋の抗重力活動(テンタクル活動)が必要である。体幹が身体重心線上に位置する中立位では，頭頸部と体幹の筋の抗重力活動は少ない状態にあるが，体幹が身体重心線上から離れた場合は抗重力活動が必要となる。例えば，端座位で体幹が後方に傾いた場合は，頭頸部と体幹の前面筋の抗重力屈曲活動が必要となる。また，体幹が前方に傾いた場合は，頭頸部と体幹の後面筋の抗重力伸展活動が必要となる。さらに，体幹が側方に傾いた場合は，頭頸部と体幹の側面筋の抗重力側屈活動が必要である。そのため，座位でのそれぞれの抗重力活動の不足が，座位の保持が障害される原因となる。

　また，頭頸部と体幹が単に傾くのではなく，重心移動をできるだけ少なくするために立ち直る場合は，重心の進行方向の頭頸部と体幹の筋の遠心性収縮と，進行方向とは反対側の頭頸部と体幹の筋の求心性収縮が必要となる。これらの筋活動の不足も，座位の保持における障害の原因となる。

　重心と支持基底面(base of support：BOS)の関係では，重心の進行方向の実質的なBOSの増加と，重心の進行方向とは反対側のBOSの減少が必要である。具体的には，重心が後方に進む場合は骨盤の後傾が必要であり，重心が前方に進む場合は骨盤の前傾が必要である。重心が側方に進む場合は骨盤の側方傾斜が必要であり，進行方向の大腿の外旋および進行方向とは反対側の大腿の内旋が必要である。座位における骨盤と大腿の回旋運動の不足も，座位の保持が障害される原因となる。

■座位動作の評価法

　脳卒中片麻痺患者は左右対称的な座位姿勢を保持することが困難であり，非麻痺側に重心を移動して非対称な座位姿勢でいることが多い。座位を評価するには，まず左右対称的で伸展した座位姿勢をとることができるか評価する。そして，その姿勢から左右，前後への重心移動ができるかを評価する。

■座位で行う治療の最終目標

　まず，左右対称的で伸展した座位姿勢を保持できるように治療し，次にそこから左右，前後に重心を移動できるように治療する。最終的には，重心移動の結果として，ほかの姿勢に変換できるように治療する。例えば，端座位から立ち上がって立位になる，または端座位から臥位になるなどである。

　ここでは誘導の手技による座位での治療の具体的な実施方法を示す。

頭頸部からの誘導

頭頸部からの誘導による体幹の屈曲・伸展

対象者が端座位の際に，頭頸部の操作で体幹の動きを誘導することができる。

セラピストは対象者の側方に位置し，一方の手で対象者のあごを，もう一方の手で後頸部を保持する。頭頸部を屈曲・下制することで，体幹を屈曲させる。続いて，頭頸部を伸展・挙上することで体幹を伸展させる（図1）。

> **図1** 頭頸部からの誘導による体幹の屈曲・伸展
> ①：対象者のあごと後頸部を保持する
> ②：頭頸部を屈曲・下制することで体幹を屈曲させ，頭頸部を伸展・挙上することで体幹を伸展させる

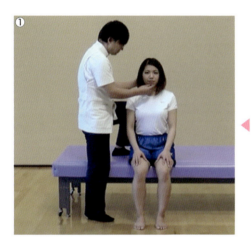
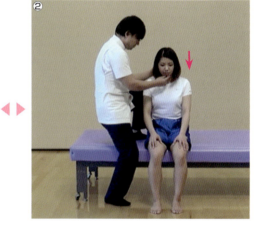

頭頸部からの誘導による体幹の前傾

セラピストは一方の手で対象者のあごを，もう一方の手で後頸部を保持し，対象者の頭頸部を前傾することで体幹を前傾させる。続いて，頭頸部を後傾して体幹を後傾し垂直に戻す（図2）。

> **図2** 頭頸部からの誘導による体幹の前傾
> ①：対象者のあごと後頸部を保持する
> ②：頭頸部を前傾して体幹を前傾させ，頭頸部を後傾して体幹を後傾させ，垂直姿勢に戻す

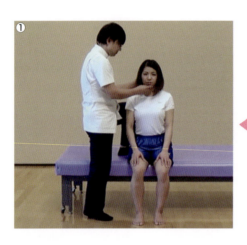 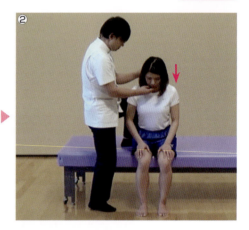

頭頸部からの誘導による体幹の側屈

頭頸部を側方移動することで，体幹の側屈を誘導する。これにより，頭頸部を移動させた方向とは反対側の頭頸部・体幹の側屈筋が促通される。つまり，左に頭頸部を側方移動させると，頭頸部と体幹が右に側屈するため，右の側屈筋が促通されて求心性収縮を行う。体幹を右へ側屈させたい場合は，頭頸部を逆の左側へ移動するよう操作する（図3）。

> **図3** 頭頸部からの誘導による体幹の側屈
> ①：体幹の右側屈
> ②：体幹の左側屈

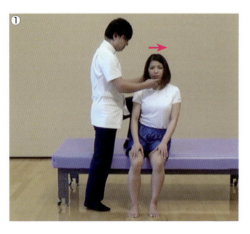 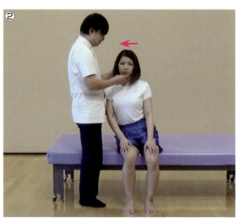

■頭頸部からの誘導による体幹の側方移動・回旋

頭頸部を側屈・回旋させることで，体幹の側方移動と回旋を誘導する。

対象者の頭頸部を左へ側方移動させ，右側屈，左回旋させることで，体幹の左側方移動と左回旋を誘導する。逆の操作を頭頸部に行うと，体幹が右側方移動・右回旋する（図4）。

図4 頭頸部からの誘導による体幹の側方移動・回旋
①：体幹の左側方移動と左回旋
②：体幹の右側方移動と右回旋

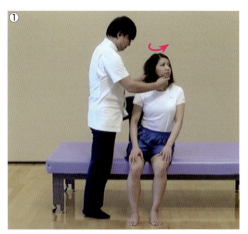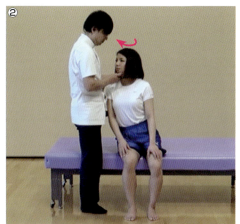

■頭頸部からの上肢の動きの誘導

ここでは右上肢の動きの誘導を例に解説する。

開始姿位として，セラピストは左手で対象者の後頭部を保持し，右手で対象者の右上肢を肩関節が約90°屈曲位になるよう保持する（図5①）。

頭頸部と体幹を伸展すると，上肢が上方に誘導される。そこから頭頸部を右回旋して顔を右に向けると，体幹が右回旋する。それに伴い右肩甲骨が内転して上肢が外側に誘導されるため，肩関節を屈曲外転位に挙上する（図5②）。

次に，頭頸部と体幹を屈曲して，上肢を下方に誘導する。そこから頭頸部を左回旋して顔を左に向けると，体幹が左回旋する。それに伴い右肩甲骨が外転して上肢が内側に誘導されるため，肩関節を伸展内転位に下制する（図5③）。

開始肢位に戻り，頭頸部と体幹を伸展して上肢を上方に誘導する。そこから頭頸部を左回旋して顔を左に向けると，体幹が左回旋する。それに伴い右肩甲骨が外転して上肢が内側に誘導されるため，肩関節を屈曲内転位に挙上する（図5④）。

次に，頭頸部と体幹を屈曲して上肢を下方に誘導する。そこから頭頸部を右回旋させて顔を右に向けると，体幹が右回旋する。それに伴い右肩甲骨が内転して上肢が外側に誘導されるため，肩関節を伸展外転位に下制させる（図5⑤）。

図5 頭頸部からの上肢の動きの誘導
①:左手で対象者の後頸部を保持し,右手で上肢を肩関節90°屈曲位に保持する
②:顔を右上方に向けて,上肢を肩関節屈曲外転位に挙上する
③:顔を左下方に向けて,上肢を肩関節伸展内転位に下制する
④:顔を左上方に向けて,上肢を肩関節屈曲内転位に挙上する
⑤:顔を右下方に向けて,上肢を肩関節伸展外転位に下制する

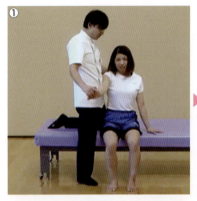 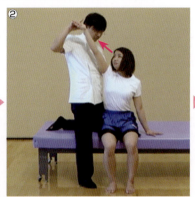 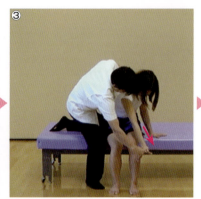

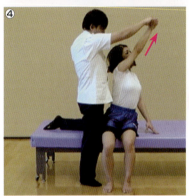 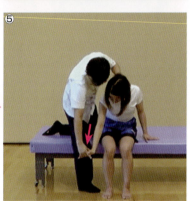

Supplement

前腕の回内・回外について
前腕の回外は体幹を伸展させる動作パターンの一部であり,前腕の回内は体幹を屈曲させる動作パターンの一部である。そのため,以下のように前腕を操作して体幹の屈曲と伸展を誘導している。
- 図1(p.115):前腕回内・回外中間位(体幹屈曲・伸展中間位)
- 図2(p.116):前腕回外位(体幹伸展)
- 図3(p.116):前腕回内位(体幹屈曲)
- 図4(p.117):前腕回外位(体幹伸展)
- 図5(本ページ上):前腕回内位(体幹屈曲)

肩甲骨からの誘導

■ 肩甲骨からの体幹屈曲・伸展の誘導

　セラピストは端座位をとっている対象者の前方に，向かい合わせになるように立つ．対象者の両肩甲骨を保持し，肩甲骨を前傾させながら下制することで体幹を屈曲させる（図6）．両肩甲骨を後傾させながら挙上すると，体幹の伸展を誘導することができる．

> **図6** 肩甲骨からの体幹屈曲・伸展の誘導
> ①：両肩甲骨を保持する
> ②：両肩甲骨を前傾・下制することで体幹を屈曲させ，両肩甲骨を後傾して垂直位にし，そこから挙上することで体幹を伸展させる

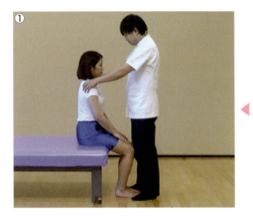
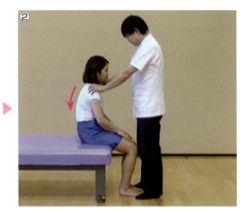

■ 肩甲骨からの体幹前傾の誘導

　両肩甲骨を保持して前下方に移動することで股関節を屈曲させ，体幹を前傾させる（図7）．両肩甲骨を後上方に移動することで股関節を伸展させ，体幹を後傾させて垂直位に戻す．

> **図7** 肩甲骨からの体幹前傾の誘導
> ①：両肩甲骨を保持する
> ②：体幹を前傾させる．そこから体幹を後傾させて垂直位に戻す

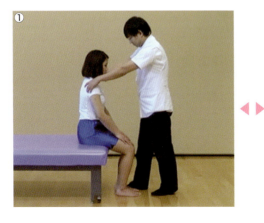
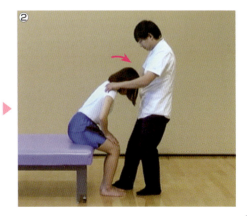

両肩甲骨からの誘導による体幹側方移動

　セラピストは，端座位をとっている対象者の後方に位置する．対象者の体幹を右へ側方移動させる場合は，右肩甲骨を上方回旋して挙上し，左肩甲骨を下方回旋して下制することで，体幹の右側方移動を誘導する．このとき，移動する方向（右）とは反対側である頭頸部・体幹の左側屈筋の求心性収縮が促通される（図8b）．

　同様に，左肩甲骨を上方回旋して挙上し，右肩甲骨を下方回旋して下制することで，体幹を左へ側方移動させる．このとき，移動する方向（左）とは反対側である頭頸部・体幹の右側屈筋の求心性収縮が促通される（図8c）．

図8　両肩甲骨からの誘導による体幹側方移動
　a：両肩甲骨を保持する
　b：右肩甲骨を上方回旋して挙上し，左肩甲骨を下方回旋して下制することで，体幹を右側方移動させる
　c：左肩甲骨を上方回旋して挙上し，右肩甲骨を下方回旋して下制することで，体幹を左側方移動させる

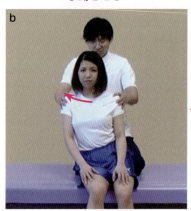
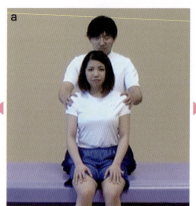
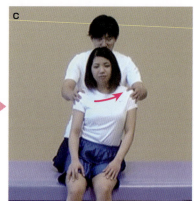

両肩甲骨からの誘導による体幹側方移動・回旋

　左肩甲骨を上方回旋して挙上し，右肩甲骨を下方回旋して下制することで，体幹の左側方移動を誘導する．その際に，左肩甲骨を後方に右肩甲骨を前方に誘導すると，体幹が左回旋する（図9b）．

　同様に，右肩甲骨を上方回旋して挙上し，左肩甲骨を下方回旋して下制することで，体幹の右側方移動を誘導する．その際に，右肩甲骨を後方に左肩甲骨を前方に誘導すると，体幹が右回旋する（図9c）．

図9 両肩甲骨からの誘導による体幹側方移動・回旋
　a：両肩甲骨を保持する
　b：体幹の左側方移動と左回旋
　c：体幹の右側方移動と右回旋

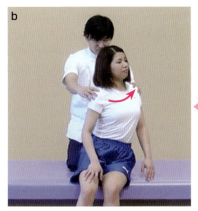 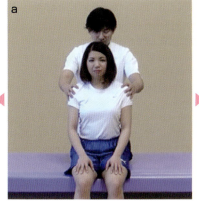 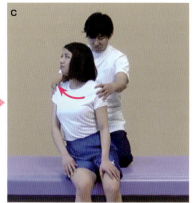

両上肢からの誘導

両上肢からの体幹屈曲・伸展の誘導

　両上肢から，肩甲骨の動きをとおして体幹の屈曲・伸展を誘導する。
　セラピストは，端座位をとっている対象者の前方に，向かい合わせになるように立つ。対象者の両上肢を保持して挙上し，肩関節を約90°屈曲位とする（図10①②）。両肩関節をやや内旋させながら下方に圧を加えることで，肩甲骨を前傾させて体幹を屈曲させる（図10③）。
　そこから，両上肢の肩関節をやや外旋させながら上方に圧を加えることで，肩甲骨を後傾させて体幹を伸展させる。

図10 両上肢からの体幹屈曲・伸展の誘導
　①：対象者の両上肢を保持する
　②：両上肢を挙上し，肩関節約90°屈曲位とする
　③：両上肢から下方に圧を加え，肩甲骨を前傾させて体幹を屈曲させる

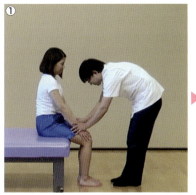 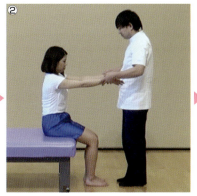 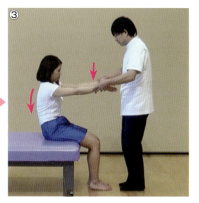

■両上肢からの体幹前傾の誘導

　対象者の両上肢を保持して前方に引くことで，股関節を屈曲させて体幹を前傾させる（図11②）。

　両上肢を対象者の後方に戻して，股関節を伸展させて体幹を後傾させ，垂直位に戻す。

> **図11** 両上肢からの体幹前傾の誘導
> ①：両上肢を保持する
> ②：両上肢を前方に引いて体幹を前傾させる。そこから両上肢を後方に戻して体幹を垂直位に戻す

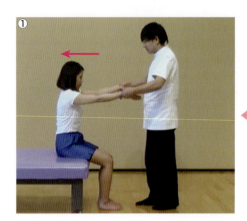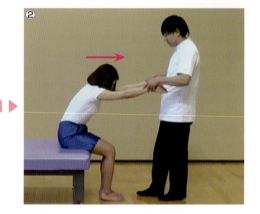

■両上肢からの体幹側方移動の誘導

　両上肢から，肩甲骨の動きをとおして体幹の側方移動を誘導する。

　対象者の両上肢を保持する（図12a）。体幹を左へ移動させる場合は，左上肢を若干挙上して右上肢をやや下げると，左肩甲骨が上方回旋，右肩甲骨が下方回旋し，体幹が左へ側方移動する（図12b）。反対の操作をすると，体幹が右に側方移動する（図12c）。

> **図12** 両上肢からの体幹側方移動の誘導
> a：両上肢を前方挙上位で保持する
> b：体幹の左側方移動
> c：体幹の右側方移動

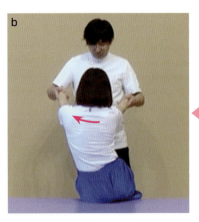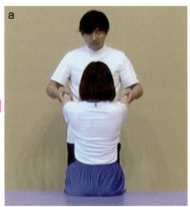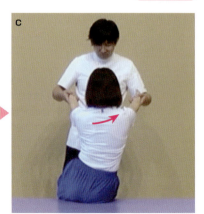

■両上肢の操作による端座位から長座位への誘導

　セラピストは，ベッド上に端座位をとった対象者の正面に，向かい合わせになるように立つ．

　対象者の両上肢を保持し（図13①），まずは体幹を左へ側方移動させて左側屈筋を伸張させる（図13②）．これにより，左側屈筋が求心性収縮をしやすくなるよう準備する．

　次に体幹を右へ側方移動させ（図13③），右殿部で身体を支持しながら左側屈筋の求心性収縮で左骨盤を側方挙上させ，そこから骨盤後方回旋により左下肢を挙上し，ベッド上に誘導する（図13④⑤）．

　続いて体幹を左へ側方移動させ（図13⑥），右骨盤側方挙上から骨盤前方回旋・後傾により，右下肢をベッド上に上げて長座位となる（図13⑦⑧）．

図13 両上肢の操作による端座位から長座位への誘導
①：両上肢を保持する
②：体幹を左へ側方移動させる
③：体幹を右へ側方移動させる
④⑤：左下肢をベッド上に誘導する
⑥：体幹を左へ側方移動させる
⑦⑧：右下肢をベッド上に上げて長座位になる

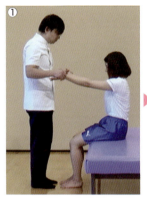
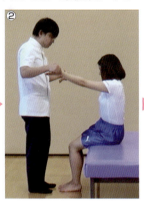
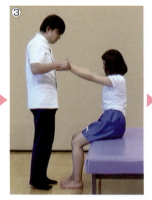
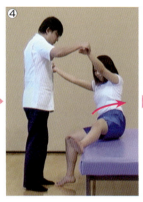
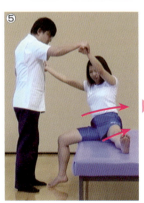
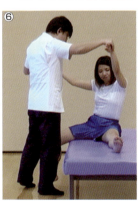
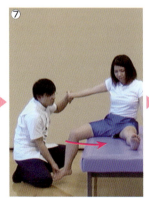
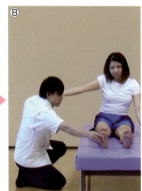

骨盤からの誘導

骨盤からの腰椎部の動きの誘導

セラピストは，端座位をとっている対象者の前方に，向かい合わせになるようにひざまずく。骨盤の両側を保持し，骨盤を後傾させて腰椎部を屈曲させる。その後，骨盤を前傾させて腰椎部を伸展させる（図14）。胸椎部が腰椎部の屈曲に伴って屈曲しないよう注意する必要がある。

図14 骨盤からの腰椎部の動きの誘導
　①：骨盤を保持する
　②：骨盤を後傾させて腰椎部を屈曲させる。そこから骨盤を前傾させて腰椎部を進展させる

動画はこちら

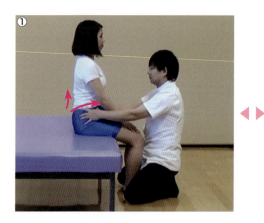
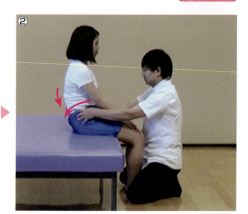

骨盤からの誘導による体幹の前傾・後傾

骨盤を保持して前傾させることで股関節を屈曲させ，体幹を前傾させる（図15）。骨盤を後傾させて股関節を伸展させ，体幹を後傾させて垂直位に戻す。

図15 骨盤からの誘導による体幹の前傾・後傾
　①：骨盤を保持する
　②：体幹を前傾させる。そこから体幹を後傾させて垂直位に戻す

動画はこちら

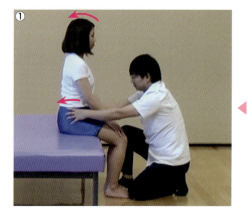
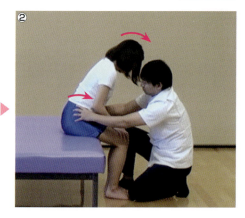

■骨盤からの誘導による体幹側方移動

対象者の骨盤の両側を保持し，骨盤の左側を側方下制，右側を側方挙上すると，体幹が左へ側方移動する．反対に，骨盤の右側を側方下制，左側を側方挙上すると，体幹が右へ側方移動する（図16）．

図16 骨盤からの誘導による体幹側方移動
a：骨盤の両側を保持する
b：骨盤の左側を側方下制，右側を側方挙上し，体幹を左へ側方移動させる
c：骨盤の右側を側方下制，左側を側方挙上し，体幹を右へ側方移動させる

動画はこちら

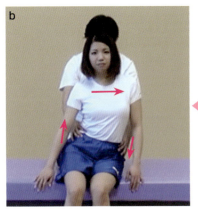
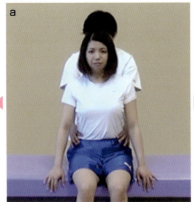
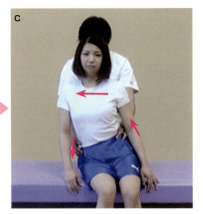

●骨盤からの誘導で体幹が立ち直らない場合

骨盤からの誘導で，体幹が垂直に立ち直らない場合，セラピストは一方の手で対象者の骨盤を側方挙上させる．その際，体幹が側方移動する方向に傾斜するのを防ぐために，対象者の胸部に移動方向側から手を当て，体幹を垂直方向に立ち直らせる（図17）．

図17 骨盤からの誘導で体幹が立ち直らない場合の操作
①：右に体幹が倒れる
②：骨盤の左側を側方挙上し，体幹の右傾斜を防ぐために，胸部右側に手を当て立ち直らせる
③：左に体幹が倒れる
④：骨盤の右側を側方挙上し，体幹の左傾斜を防ぐために，胸部左側に手を当て立ち直らせる

動画はこちら

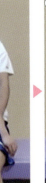
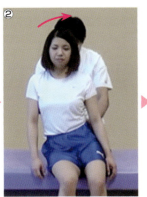
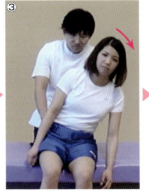
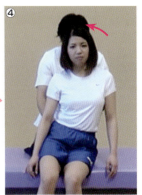

座位へのアプローチ

■骨盤の操作による端座位から長座位への誘導

　セラピストは，ベッド上に端座位をとった対象者の正面に，向かい合わせになるようにひざまずく．対象者の骨盤を両側から保持し（図18①），まずは骨盤を操作して体幹を左へ側方移動させて左側屈筋を伸張させる（図18②）．これにより，左側屈筋が求心性収縮をしやすくなるよう準備する．

　次に，骨盤を操作して体幹を右へ側方移動させ（図18③），右殿部で身体を支持しながら左側屈筋の求心性収縮で左骨盤を側方挙上させ，そこから骨盤後方回旋により左下肢を挙上し，ベッド上に誘導する（図18④⑤）．

　続いて体幹を左へ側方移動させ（図18⑥），右骨盤側方挙上から骨盤前方回旋・後傾により，右下肢をベッド上に上げて長座位となる（図18⑦⑧）．下肢をベッドに上げるためには，対象者の体幹側屈筋や体幹前面筋が活動する必要がある．

図18 骨盤の操作による端座位から長座位への誘導
①：骨盤の両側を保持する
②：体幹を左へ側方移動させる
③：体幹を右へ側方移動させる
④⑤：左下肢をベッド上に誘導する
⑥：体幹を左へ側方移動させる
⑦⑧：右下肢をベッド上に上げて長座位になる

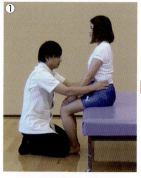
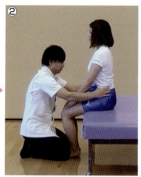
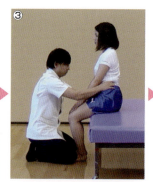
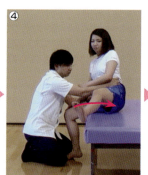
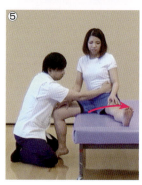
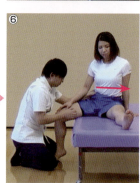
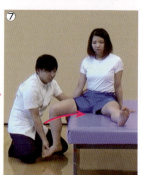
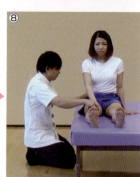

■骨盤と上肢の操作による端座位から長座位への誘導

　セラピストは，ベッド上に端座位をとった対象者の右上肢を右手で保持し（図19①），対象者の右隣に座る。左手で右側骨盤を保持し（図19②），まずは右骨盤の側方挙上と右上肢を左へ押す操作によって体幹を左へ側方移動させ，左側屈筋を伸張させる（図19③）。これにより，左側屈筋が求心性収縮をしやすくなるよう準備する。

　次に，対象者の右上肢外転と右へ引くことと，左骨盤側方挙上の操作で体幹を右へ側方移動させ（図19④），右殿部で身体を支持しながら左側屈筋の求心性収縮で左骨盤を側方挙上させる。セラピストは左手を対象者の左骨盤を保持するように移動させ，そこから骨盤後方回旋により左下肢を挙上し，ベッド上に誘導する（図19⑤⑥）。

　続いてセラピストはベッドから降り，対象者の側方にひざまずく。このとき，右手で保持していた対象者の右上肢を左手に持ち替え，右手は対象者の右骨盤を保持する。右上肢と骨盤の操作で対象者の体幹を左へ側方移動させ（図19⑦），右骨盤側方挙上から骨盤前方回旋・後傾により，右下肢をベッド上に上げて長座位となる（図19⑧⑨）。下肢をベッドに上げるためには，対象者の体幹側屈筋や体幹前面筋が活動する必要がある。

図19　骨盤と上肢の操作による端座位から長座位への誘導
①②：対象者の右上肢と右側骨盤を保持する
③：体幹を左へ側方移動させる
④：体幹を右へ側方移動させる
⑤⑥：左下肢をベッド上に誘導する
⑦：体幹を左へ側方移動させる
⑧⑨：右下肢をベッド上に上げて長座位になる

動画はこちら

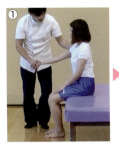 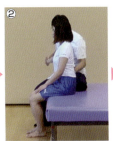 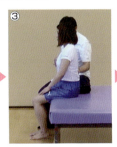 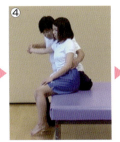 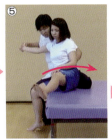

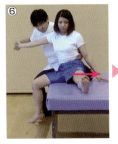 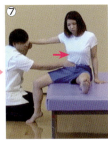 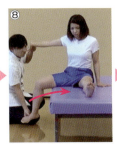 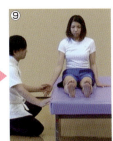

下部体幹からの誘導

下部体幹からの誘導による腰椎屈曲・伸展

　セラピストは，ベッド上に端座位をとった対象者の正面に向かい合わせになるようにひざまずく。

　対象者の体幹下部を両側から保持する（図20①）。体幹下部を下後方に誘導し，腹筋群を活動させて腰椎を屈曲させる。このとき，骨盤は後傾する。この操作の際には，上部体幹が屈曲しないよう注意する必要がある（図20②）。

　体幹下部を上前方に誘導し，腰部伸筋群を活動させて腰椎を伸展させる。このとき，骨盤は前傾する。

図20 下部体幹からの誘導による腰椎屈曲・伸展
①：体幹下部を両側から保持する
②：体幹下部を下後方に誘導し，腹筋群を活動させて腰椎を屈曲させる。そこから体幹下部を上前方に誘導して腰椎を伸展させる

動画はこちら

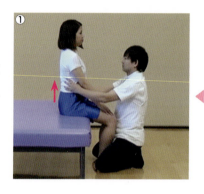
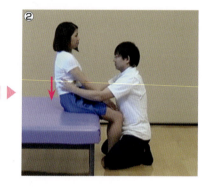

両大腿からの誘導

両大腿からの誘導による腰椎屈曲・伸展

　セラピストは，ベッド上に端座位をとった対象者の正面に向かい合わせになるようにひざまずく。

　対象者の両大腿上面を保持する（図21①）。両大腿を後方に押すことで骨盤を後傾させ，腹筋群を活動させて腰椎屈曲を誘導する。この操作の際には，上部体幹が屈曲しないよう注意する必要がある（図21②）。

　両大腿を前方に引いて骨盤を前傾させ，腰部伸筋群を活動させて腰椎伸展を誘導する。

図21 両大腿からの誘導による腰椎屈曲・伸展
①：両大腿上面を保持する
②：両大腿を後方に押して骨盤を後傾させ，腹筋群を活動させて腰椎を屈曲させる。そこから両大腿を前方に引いて，腰部伸筋群を活動させて腰椎を伸展させる

動画はこちら

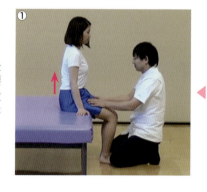
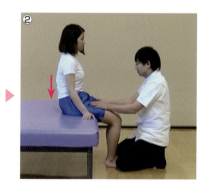

8

立ち上がりへのアプローチ

立ち上がりへのアプローチ

立ち上がり動作の基礎知識

廣瀬浩昭

はじめに

　立ち上がり動作（起立動作，standing up，sit-to-stand）は，座位から立位へ姿勢を変換する動作である．具体的には，端座位（sitting position on the bed）から立位（standing）へのベッド・椅子からの立ち上がり動作，長座位（long sitting position）から立位への床からの立ち上がり動作という姿勢変換動作を指す．本章では，臨床的に頻繁にアプローチされるベッド・椅子からの立ち上がり動作を取り上げる．

　立ち上がり動作は，移乗動作，歩行動作への展開にとって重要であるため，セラピストは立ち上がり動作を分析し，遂行に支障を及ぼしている問題を明確にして治療を行うべきである．もしくは，手すり等の利用，介助方法の検討など，改善策を講じなければならない．

動作の概要

■ 立ち上がりのパターン

　健常者の立ち上がり動作は，個人間でパターンの違いがみられ，個人内でも急いでいるときや体調の悪いときなど，状況によって多様性を示す．しかし，大別すると，体幹を大きく前傾して立ち上がるパターンと，体幹を大きく前傾せずにはずみ（勢い）をつけて立ち上がるパターンに分けられる．

■ 身体重心と支持基底面

　椅子からの立ち上がり動作は，身体重心（center of gravity：COG）を両足部からなる狭い支持基底面（base of support：BOS）上に移動して重力に抗して持ち上げる動作で，BOSを前方へ狭める課題（図1）とCOGを前方かつ上方へ移動させる課題（図2）を保有するため，高いレベルの姿勢制御能力が必要となる．その戦略には，安定性戦略（stabilization strategy），運動量戦略（momentum strategy），その混合型がある[1,2]．

　安定性戦略とは，ゆっくり大きく体幹を前傾させる動作パターンで，COGの前方移動距離が大きく，殿部離床のためBOS内に重心線を通過させる．すなわち，体幹を十分に前傾させてCOGを両足部からなるBOS内に投影してから殿部離床する戦略である．

　もう一方の運動量戦略とは，体幹前傾（股関節屈曲）を速く行う動作パターンで，COGの前方移動距離が小さく，BOS内に重心線を通過させることなく殿部離床する．なお，重心線がBOSより後方にあっても後方へ転倒しないのは，体幹前傾（股関節屈曲）を速く行うことによる「回転の勢い（角運動量）」を利用するためである．すなわち，はずみをつけて体幹を前傾させることで前方への運動量を増大させ，COGがBOS内に投影されていない状態で殿部離床する戦略である．運動量戦略では体幹前傾角度は小さいため所要時間が短縮するが，はずみのつけかたが難しい．

図1 立ち上がり動作の開始姿勢と終了姿勢におけるCOGとBOS（模式図）

丸印は矢状面上のCOGを示す。矢状面上のCOGは前方かつ上方へ移動する。写真下の足跡のイラストはBOSを示している。立ち上がり動作によってBOSは前方へ狭まる

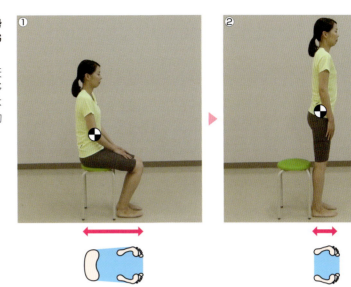

図2 立ち上がり動作のCOGの変化

立ち上がり動作では，矢状面上のCOGは前方かつ上方へ移動する

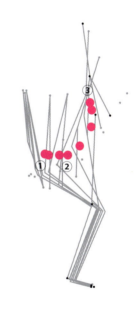

（文献2より一部改変引用）

健常者の立ち上がり動作

健常者の立ち上がり動作は，寝返り動作や寝返りから起き上がる動作とは異なり，左右対称性の動作である。

健常成人の立ち上がり動作の必要要素としては，体幹前傾（股関節屈曲），足関節背屈，股関節・膝関節・足関節の抗重力伸展活動が挙げられる。各関節の関節可動域と筋力発揮が必要となり，いずれかが不十分であると引く，押す，はずみを使うといった他の戦略をとる必要が生じる。

> **Supplement**
>
> **両足の間隔**
> 立ち上がり動作において，両足を閉じると側方安定性が低下する。両足を開くと側方安定性が改善する。

立ち上がり動作における運動の広がり

　ベッド・椅子からの立ち上がりは，環境条件によって動作の難易度が変化する．これは，プラットフォームベッドとソファからの立ち上がり動作を比較するとわかりやすい．ソファのように座面高が低く，座面が軟らかい条件では，健常者でも，引く，押す，はずみを使うといった戦略を用いないと動作の遂行が困難である．

　安楽な座位姿勢では骨盤の後傾と体幹の屈曲がみられるため，立ち上がり動作を開始する前に準備が必要になる．足部が前方にあれば後方に引く，頭頸部と体幹を中間位まで伸展する，骨盤を中間位まで前傾する．ゆっくり立ち上がる場合には，体幹前傾角度が大きい安定性戦略をとる．速く立ち上がる場合には，体幹前傾角度が小さい運動量戦略をとる．

　図3に，側方から見た座位からの立ち上がり動作を示す．開始姿勢は，両足部接地，両膝関節屈曲約95°，両股関節屈曲約75°の椅子座位（丸椅子）である．まず，体幹前傾（両股関節屈曲）により頭部が前下方に移動する．両膝関節がわずかに前方に移動しながら両足関節が背屈し（両下腿前傾），殿部離床が起こる．殿部離床後は，両股関節伸展，両膝関節伸展，体幹伸展，両足関節底屈が起こって立位（終了姿勢）となる．

図3 側方から見た立ち上がり動作

動画はこちら

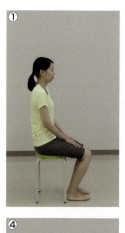 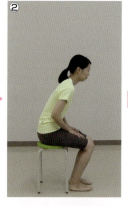 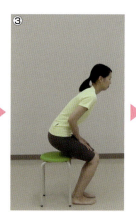

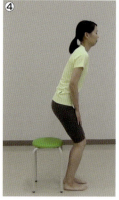 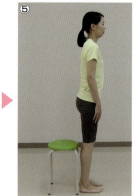

立ち上がり動作の各相

　立ち上がり動作は第1～3相に分けられる。第1相（図4a）は体重移動相（weight shift）[2]または重心の前方移動期[1]，第2相（図4b）は移行相（transition）[2]または殿部離床期[1]，第3相（図4c）は上昇相（lift）[2]または重心の上方移動期[1]といわれる。

　図5は，前方から見た立ち上がり動作である。側方からの観察と比べて各相の区分はわかりにくいが，左右差については認識しやすい。

　第1相は体幹前傾から膝関節伸展運動が開始されるまで[2]または座位姿勢から殿部が離床するまで[1]，第2相は膝関節伸展運動が開始されてから股関節伸展が開始されるまで[2]または殿部離床から足関節が最大背屈位になるまで[1]，第3相は膝関節伸展運動と股関節伸展運動が終了するまで[2]または足関節最大背屈位から股関節伸展終了まで[1]とされる。

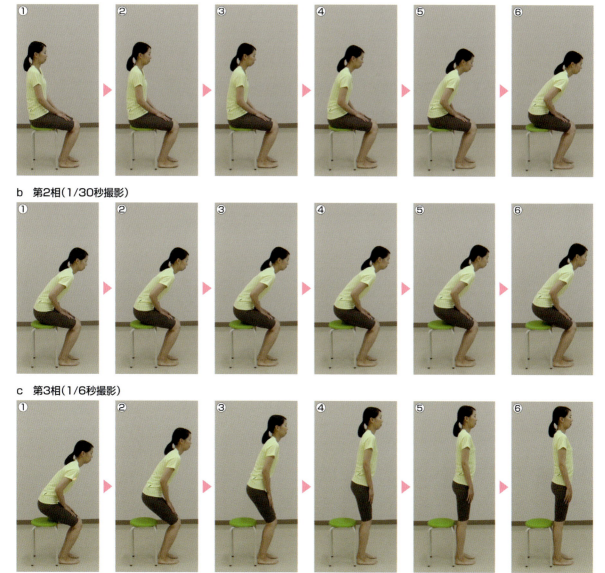

図4　側方から見た立ち上がり動作の各相
a　第1相（1/6秒撮影）
b　第2相（1/30秒撮影）
c　第3相（1/6秒撮影）

図5 前方から見た立ち上がり動作
第1～3相の区分はわかりにくいが，左右差を認識しやすい

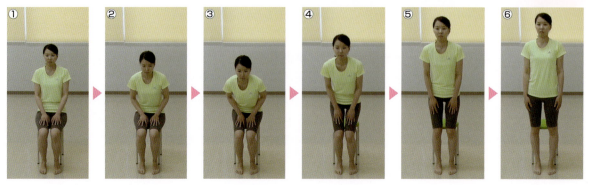

立ち上がり動作における関節角度の変化

図6に，立ち上がり動作における関節角度変化を示す．立ち上がり動作の第1相は動作周期全体の0%～約25%，第2相は約25%～約40%，第3相は約40%～100%を占める．なお，図3，4に示した立ち上がり動作は第1相が相対的に延長しており，第1相は動作周期全体の0%～約45%，第2相は約45%～約55%，第3相は約55%～100%になっている．

図6 立ち上がり動作における関節角度変化

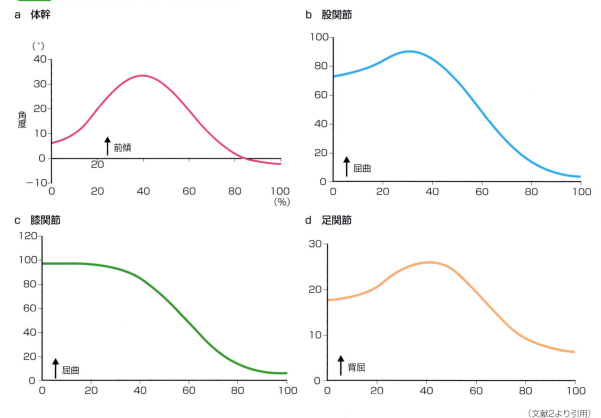

（文献2より引用）

立ち上がり動作に必要な運動要素：筋活動（図7）

　立ち上がり動作に必要な運動要素を挙げると，第1相では殿部を離床させるためにCOGの前方移動が必要となる。運動としては，頭頸部と体幹を中間位に維持した状態で，両股関節屈曲による体幹前傾が起こる。また，両側の前脛骨筋，腓腹筋，ヒラメ筋，大腿四頭筋，ハムストリングス，大殿筋の筋活動が起こる。

　第2相では殿部離床によりBOSが急激に小さくなり，高度な姿勢制御能力を求められる時期である。図6に示したように下肢の各関節の角度変化には時間的差異があり，両股関節屈曲を制動しながら両膝関節を伸展させなければならない。両足関節背屈角度は第2相終期～第3相初期にかけて最大の約25°となり，両側の足趾・前足部で荷重応答して第3相につなげる。また，両側の腓腹筋，ヒラメ筋，大腿四頭筋，ハムストリングス，大殿筋の筋活動が起こる。

　第3相ではBOSにCOGを投影させた状態で，COGを上方に移動させる必要がある。重心線の前方に頭部，後方には殿部があるが，安定性を保ちながら重心線に近づいていくことで立位となる。また，両側の腓腹筋，ヒラメ筋，大腿四頭筋，ハムストリングス，大殿筋の筋活動が起こる。

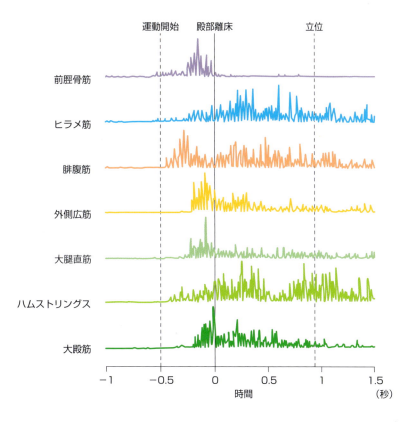

図7　立ち上がり動作における下肢筋群の筋活動

立ち上がり動作における下肢筋群の筋活動を示す。横軸は時間軸で0が殿部離床の瞬間である

（文献2より引用）

運動を阻害する要因と運動を促す要因

■運動を阻害する要因

●足関節背屈制限

　片側の足関節背屈制限では，対側の足部を後方に引いて立ち上がる代償が起こる。

　両側の下腿三頭筋短縮などによって両足関節背屈制限があると，両膝関節の前方移動が小さくなりCOGの前方移動が不十分となるため，殿部離床が困難となる。この場合，代償として，通常条件の場合よりも体幹前傾（股関節屈曲）にはずみをつけたり，体幹前傾（股関節屈曲）角度を大きくする（図8）。そのほかに，両上肢で座面や肘掛けを押す，手すりなどの物体をつかんで引く，両上肢ではずみをつける（図9）といった代償が起こる。

　これらの代償は，両足関節背屈制限によって殿部離床後のCOGがBOSと離れた状態になっていることから，体幹前傾（股関節屈曲）にはずみをつける運動量戦略や，体幹前傾（股関節屈曲）角度を大きくしてCOGの前方移動距離を大きくする安定性戦略をとったためである。また，両上肢による代償は，押す・引く・はずみをつけることで，COGの移動を補助している。

図8 体幹前傾角度を大きくした立ち上がり動作

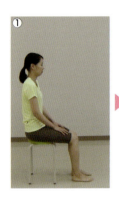 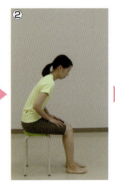 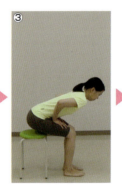 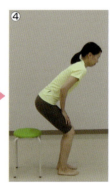 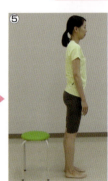

図9 両上肢のはずみを用いた立ち上がり動作

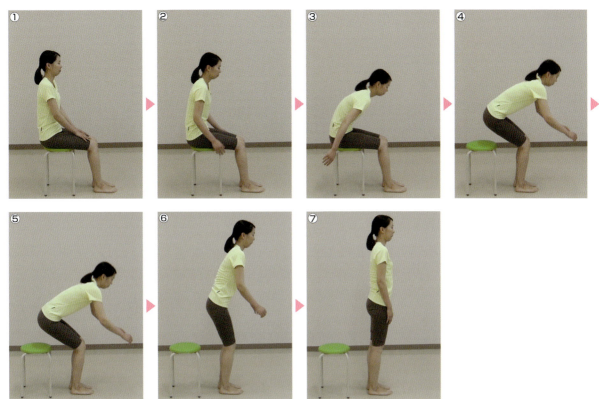

● 膝関節屈曲制限

　片側の膝関節屈曲制限がある場合は，対側の足部を後方に引いて立ち上がる代償が起こる。
　両側に膝関節屈曲制限があると，両足部を前方に置いたままの立ち上がり動作となり，殿部離床が困難となる。これは，殿部離床後にBOSがCOGから遠方になることに起因する。代償としては，両足関節背屈制限と同様の現象がみられる。

● 骨盤後傾位保持

　腹筋群の筋力低下または筋緊張低下によって骨盤後傾位のままで立ち上がる場合，立ち上がり動作は妨げられる。骨盤後傾位のままでは体幹前傾（股関節屈曲）の角度が小さくなりCOGの前方移動が小さくなるため，殿部離床が困難となる。代償としては，両足関節背屈制限と同じ現象のほか，両足部をより後方へ引く，頭頸部・体幹の屈曲などの現象が起こりうる。

● 股関節屈曲制限

　股関節屈曲制限があると，立ち上がり動作は妨げられる。股関節屈曲制限によって体幹前傾（股関節屈曲）角度が小さくなり，COGの前方移動が不十分になるため，殿部離床が困難となる。代償としては，骨盤後傾位保持と同じ現象が起こる。

●下肢筋群の筋力低下

　下肢筋群(前脛骨筋，腓腹筋，ヒラメ筋，大殿筋，大腿四頭筋)の筋力低下があると，膝関節の前方への移動，足部に荷重する準備，膝関節の安定化・伸展，股関節伸展，体幹伸展といった運動を阻害する。

●低すぎる座面高

　座面高の低い椅子から立ち上がり動作を行うと，座面高の高い椅子と比較して殿部離床が困難となり，殿部離床後の身体負担も増加する。座面高の低い椅子からの立ち上がり動作では，必要なCOGの上方移動距離は大きくなる。代償としては，通常条件よりも体幹前傾(股関節屈曲)角度を大きくする，体幹前傾(股関節屈曲)にはずみをつける，両上肢で押す・引く・はずみを用いるといったものが挙げられる。さらに，両足部をより後方へ引く，頭頸部・体幹の屈曲などの現象も起こりうる。

運動を促す要因

- 両手または片手で座面・大腿部を押す，両側または片側上肢で壁に設置された手すりをつかんで引く，両上肢のはずみを使うなどによって，立ち上がり動作は容易になる。
- 安定性戦略(体幹前傾角度を大きく)，運動量戦略(体幹前傾を速く)，混合型によって，立ち上がり動作が容易になる。
- 下腿長と比較して座面高が高いと重心の上方移動が少なくて済むため，重心の前方移動も小さくなり立ち上がりは容易になる。そのため，立ち上がり動作練習の初期には，座面高を少し高くする。
- 足部を後方に引くとCOGの前方移動距離が短くて済むため，立ち上がりは容易になる。足部が前方にある場合には，立ち上がり動作の前に足を後ろに引くようにする(図10)。

> **Supplement**
>
> **着座動作**
> 立位から座位への動作をいう。下肢筋群に立ち上がり動作と異なる遠心性筋収縮が要求される。なお，BOSが後方へ広がり，COGは下方かつ後方へ移動するが，前者は膝関節の屈曲によって行われ，後者であるCOGの前後方向への移動は体幹の前傾と足関節の背屈角度の協調によって行われる[1]。

【文　献】
1)石井慎一郎：動作分析 臨床活用講座，122-137，メジカルビュー社，2013．
2)西守　隆：椅子からの立ち上がり．臨床歩行分析ワークブック(武田　功 監)，132-139，メジカルビュー社，2013．

図10 足を後ろに引いてからの立ち上がり動作

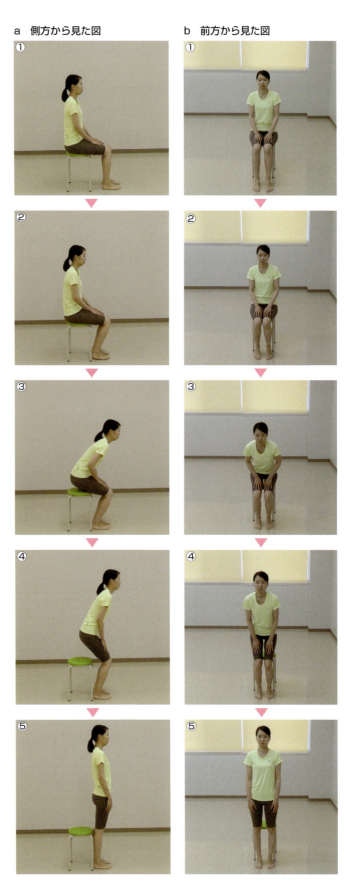

a　側方から見た図　　b　前方から見た図

立ち上がりへのアプローチ

立ち上がり動作の治療手技

弓岡光徳，鈴東伸洋

立ち上がりのための下肢の準備

立ち上がり動作を行うためには，端座位における膝関節屈曲位での足関節背屈と，立位における膝関節伸展位での足関節背屈の両方が求められる。

■膝関節伸展位での足関節背屈・膝関節屈曲位での足関節底屈（下腿三頭筋の保持）

ここでは対象者の右足の操作を例に解説する。

セラピストは，端座位をとっている対象者の右下腿の付近にひざまずき，対象者の右足を自身の右大腿に乗せる。セラピストは自身の右大腿を外転・外旋させて対象者の膝関節を伸展させ，ハムストリングスを伸張させる。同時に足関節を背屈させて下腿三頭筋を伸張させる。この際，セラピストは対象者の足部と下腿三頭筋を保持して行う（図1）。

図1 膝関節伸展位での足関節背屈・膝関節屈曲位での足関節底屈（下腿三頭筋の保持）
①：セラピストは，対象者の右足を自身の右大腿に乗せる
②：下腿三頭筋を保持し，足関節を背屈させながら膝関節を伸展する
③：膝関節屈曲位で足関節底屈と足趾背屈を行う

動画はこちら

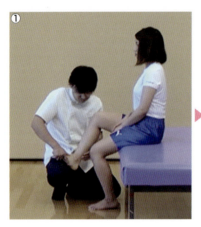
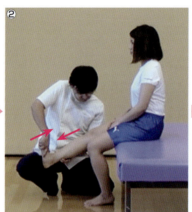
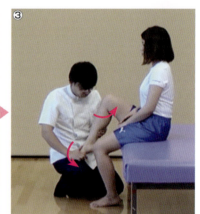

■膝関節屈曲位での足関節背屈・底屈（下腿三頭筋の保持）

　セラピストは，端座位をとっている対象者の右下腿の前に正座し，対象者の右足を自身の右大腿に乗せる。膝関節屈曲位で足関節底屈・足趾背屈を行い，歩行におけるフォアフットロッカーの動きを練習する。続いて主にヒラメ筋を伸張させるために，膝関節屈曲位で足関節を背屈させる（図2）。

| 図2 | 膝関節屈曲位での足関節背屈・底屈 |

①：セラピストは，対象者の右足を自身の右大腿に乗せる
②：足関節を背屈させる
③：足関節は底屈，足趾は背屈させる

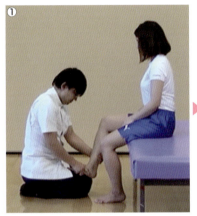 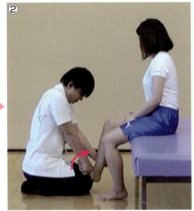 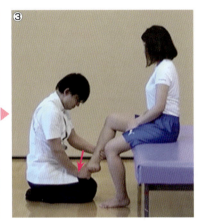

■セラピストの体幹を用いた膝関節の屈曲・伸展

　セラピストは端座位をとっている対象者の前で正座し，自身の腹部に対象者の右足を当てた状態で，膝関節の屈曲・伸展を行う（図3）。

| 図3 | セラピストの体幹を用いた膝関節の屈曲・伸展 |

①：セラピストは，対象者の右足を自身の腹部に当てる
②：セラピストは体幹を前傾させて，足関節背屈と膝関節伸展を行う
③：足関節を背屈させたまま，膝関節を屈曲させる

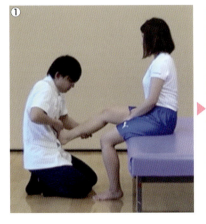 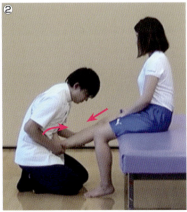 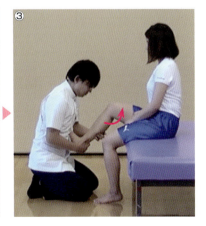

立ち上がりへのアプローチ

膝関節伸展位での足関節背屈・膝関節屈曲位での足関節底屈（ハムストリングスの保持）

セラピストは，端座位をとっている対象者の右下腿の横にひざまずき，対象者の右足を自身の右大腿に乗せる。ハムストリングスをより効果的に伸張するために，ハムストリングスを把持して膝関節伸展位で足関節を背屈させる。膝関節屈曲位で足関節底屈を行う（図4）。

図4 膝関節伸展位での足関節背屈・膝関節屈曲位での足関節底屈（ハムストリングスの保持）
① : セラピストは，対象者の右足を自身の右大腿に乗せる
② : ハムストリングスを把持し，足関節背屈と膝関節伸展を行う
③ : 膝関節を屈曲させ，足関節底屈・足趾背屈を行う

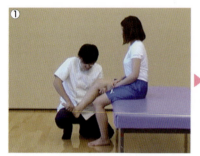 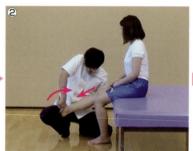 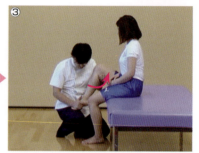

両肩甲骨からの誘導による立ち上がり

セラピストは，端座位をとっている対象者の正面に，向かい合わせになるように立つ。対象者の両肩甲骨上に両手を置き（図5①），肩甲骨を前傾させて体幹を前傾する（図5②）。そこから，肩甲骨を垂直方向に誘導して殿部を離床させ，体幹を垂直にして立位をとらせる（図5③）。

次に，肩甲骨を後傾・下制することで両側膝関節を屈曲させる（図5④）。そこから肩甲骨を前方に誘導して体幹を前方に移動させ，重心を足部の支持基底面（base of support：BOS）に入れる（図5⑤）。肩甲骨を前傾させて体幹を前傾させると同時に，骨盤を後方に移動させて座らせる（図5⑥）。

図5 両肩甲骨からの誘導による立ち上がり
① : セラピストは対象者の両肩甲骨に両手を置く
② : 肩甲骨を前傾させて体幹を前傾する
③ : 肩甲骨を垂直方向に誘導して体幹を垂直にする
④ : 肩甲骨を後傾・下制して，対象者の両側膝関節を屈曲させる
⑤ : 体幹を前方に移動させて重心を足部BOSに入れる
⑥ : 体幹を前傾させて骨盤を後方に移動させ，ベッドに座らせる

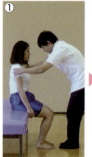 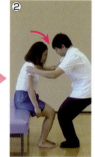 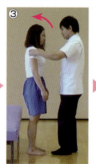 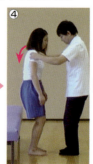 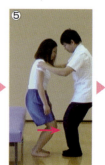 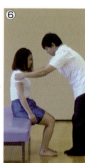

両上肢からの誘導による立ち上がり

■上肢の回旋による体幹屈曲・伸展の誘導

両上肢からの立ち上がりの準備として，上肢の回旋によって体幹の屈曲・伸展を誘導する。

セラピストは，ベッド上に端座位をとっている対象者の正面に，向かい合わせになるように立つ。対象者の前腕を回内・回外中間位で保持する（図6①）。対象者の前腕をわずかに回内すると，肩関節内旋・肩甲骨上方回旋・外転が生じ，上部体幹が屈曲して体幹全体が前傾する（図6②）。反対に前腕をわずかに回外すると，肩関節外旋・肩甲骨下方回旋・内転が生じ，上部体幹が伸展して垂直方向に動く（図6③）。

> **図6** 上肢の回旋による体幹屈曲・伸展の誘導
> ①：対象者の前腕を回内・回外中間位で保持する
> ②：前腕をわずかに回内すると体幹が屈曲・前傾する
> ③：前腕をわずかに回外すると体幹が伸展し，垂直方向に動く

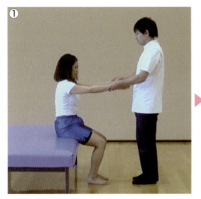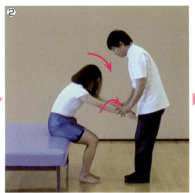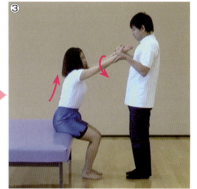

■上肢の回旋による立ち上がりの誘導

両上肢（ここでは前腕）から操作して，肩甲骨をとおして体幹に作用させ，ベッドから立ち上がらせる。

セラピストは，ベッド上に端座位をとっている対象者の正面に，向かい合わせになるように立つ。まず，対象者の前腕を保持する（図7①）。前腕をわずかに回内させて前下方へ引くことで，肩甲骨を前傾させて体幹前傾させる（図7②）。そこから前腕をわずかに回外させて上方へ引くことで，肩甲骨を垂直方向に誘導して殿部離床させ，体幹が垂直な立位にする（図7③④）。

座位に戻すために，前腕をわずかに回内させて前下方に引くことで，肩甲骨を前下方へ動かし，体幹前傾と膝関節屈曲を誘導する（図7⑤）。続いて，前腕から肩甲骨をとおして体幹をわずかに前方移動させることで，重心を足部BOSに入れる（図7⑥）。そこから端座位をとらせ，前腕を回外させてわずかに挙上することで，肩甲骨をとおして体幹を垂直にする（図7⑦⑧）。

図7 上肢の回旋による立ち上がりの誘導
①：対象者の前腕を保持する
②：前腕をわずかに回内させて体幹を前傾させる
③：前腕をわずかに回外させて上方に引くことで，殿部を離床させる
④：体幹が垂直な立位にする
⑤：前腕をわずかに回内させて前下方に引くことで，体幹前傾と膝関節屈曲を誘導する
⑥：前腕から体幹を少し前方に移動させる
⑦：端座位をとらせる
⑧：前腕を回外・挙上することで，体幹を垂直にする

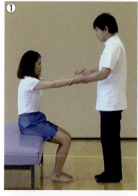 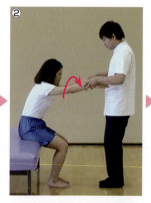 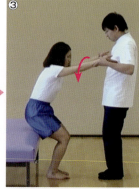 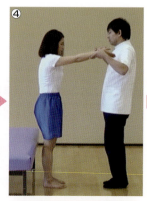
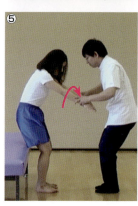 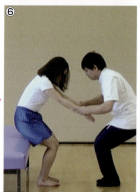 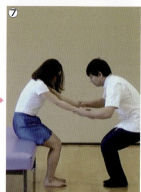 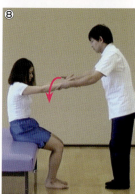

一側上肢からの誘導による立ち上がり

ここでは，対象者が右片麻痺の場合を想定して解説する。

セラピストは，ベッド上に端座位をとっている対象者の右隣に座る。左手で対象者の右上腕を，右手で対象者の右手を保持し（図8①），肩関節を若干内旋させて上肢を下方に移動することで，肩甲骨を前傾・下制させ骨盤後傾を誘導する（図8②）。そこから，肩関節を若干外旋させて上肢を上方に移動することで，肩甲骨を後傾・挙上させ骨盤前傾を誘導する（図8③）。これらの操作で，立ち上がりに備えた体幹筋の活動を促す。

次に，体幹正中位から体幹を前傾させて立ち上がり（図8④），体幹を垂直にして立たせる（図8⑤）。

座る際には，体幹を前傾して殿部を後方に移動させて，端座位となる（図8⑥⑦）。

図8 一側上肢からの誘導による立ち上がり
①：対象者の右上腕と右手を保持する
②：上肢から骨盤後傾を誘導する
③：上肢から骨盤を前傾させる
④：体幹を前傾させ立ち上がる
⑤：体幹を垂直にして立つ
⑥：体幹を前傾させて殿部を後方に移動させる
⑦：端座位になる

動画はこちら

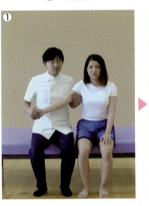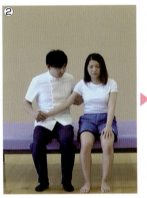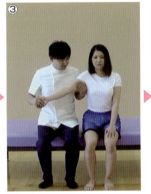

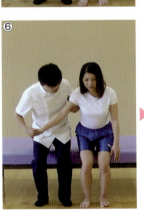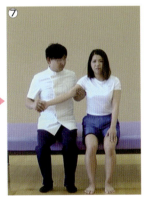

立ち上がりへのアプローチ

下部体幹からの誘導による立ち上がり

　セラピストは，ベッド上に端座位をとっている対象者の右隣に座る．立ち上がりの準備として，対象者の左右の下腹部にセラピストの両手を当てる（図9①）．下腹部から腹筋を活動させ，骨盤の後傾を誘導する（図9②）．次に，腰背部から背筋を活動させ，骨盤を前傾させる（図9③）．続いて体幹を前傾させ立ち上がり（図9④），体幹を垂直にして立つ（図9⑤）．

　座る際には，腹筋を活動させることで骨盤を後傾させ，下肢を屈曲させる（図9⑥）．膝関節を前方に誘導して足部のBOS内に重心を移動させる（図9⑦）．体幹を前傾させて殿部を後方に移動させ，端座位となる（図9⑧⑨）．

図9 下部体幹からの誘導による立ち上がり
①：対象者の左右の下腹部に両手を当てる
②：下腹部から骨盤の後傾を誘導する
③：腰背部から骨盤を前傾させる
④：体幹を前傾させ立ち上がる
⑤：体幹を垂直にして立つ
⑥：腹筋を活動させることで骨盤を後傾させ，下肢を屈曲させる
⑦：膝関節を前方に誘導する
⑧：体幹を前傾させて殿部を後方に移動させる
⑨：端座位になる

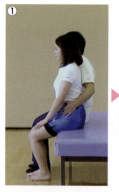
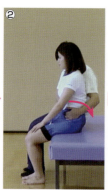
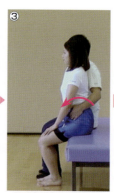
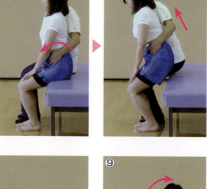
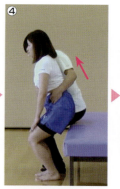
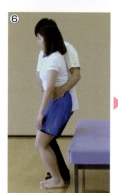
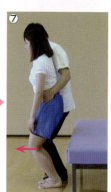
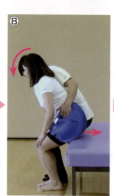
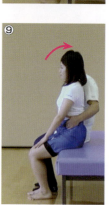

一側上肢と下部体幹からの誘導による立ち上がり

　セラピストは，ベッド上に端座位をとっている対象者の右隣に座る．セラピストは自身の右前腕と腹部で対象者の右上肢（麻痺側上肢）を挟むように保持し，両手を対象者の下腹部に当て，肘関節屈曲を防ぎながら下部体幹より立ち上がりを誘導する（図10①）．

　まず，骨盤の後傾，続いて前傾を行い，立ち上がりに必要な体幹の屈筋・伸筋を活動させる（図10②③）．それから体幹を前傾させて殿部を離床させ，体幹を後傾させて左右対称な立位にする（図10④⑤）．

　座る際には，体幹を前傾させて殿部を後方に移動し，そこから体幹を後傾させて左右対称な端座位に戻る（図10⑥⑦）．

図10 一側上肢と下部体幹からの誘導による立ち上がり
- ①：対象者の右上肢と下腹部を保持する
- ②：下部体幹の腹筋を活動させて骨盤を後傾する
- ③：下部体幹の背筋を活動させて骨盤を前傾する
- ④：体幹を前傾させて殿部を離床させる
- ⑤：体幹を後傾させて左右対称な立位にする
- ⑥：体幹を前傾させて殿部を後方に移動する
- ⑦：体幹を後傾させて左右対称な端座位にする

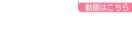

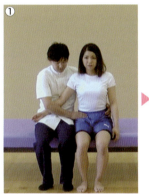
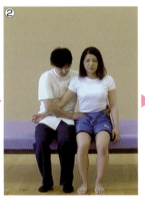
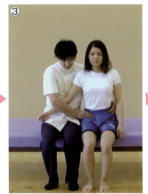
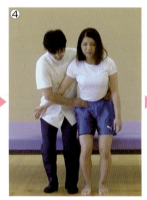
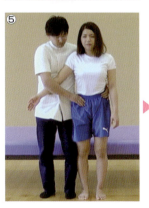
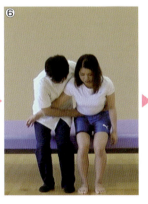
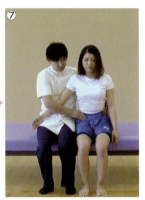

骨盤からの誘導による立ち上がり

　セラピストは，ベッド上に端座位をとっている対象者の正面に，向かい合わせになるように立つ．対象者の両側骨盤を保持する（図11①）．まず，骨盤の後傾，続いて前傾を行い，立ち上がりに必要な体幹の屈筋・伸筋を活動させる（図11②③）．それから体幹を前傾させて殿部を離床させ，体幹を後傾させ左右対称な立位にする（図11④⑤）．

　座る際には，骨盤を後傾させて膝関節を屈曲させる．骨盤を前方に移動しながら，さらに膝関節を屈曲させる（図11⑥⑦）．体幹を前傾させて殿部を後方に移動し，そこから体幹を後傾させて左右対称な端座位に戻る（図11⑧⑨）．

図11 骨盤からの誘導による立ち上がり
①：対象者の両側骨盤を保持する
②：下部体幹の腹筋を活動させて骨盤を後傾する
③：下部体幹の背筋を活動させて骨盤を前傾する
④：体幹を前傾させて殿部を離床させる
⑤：体幹を後傾させて左右対称な立位にする
⑥：骨盤を後傾させて膝関節を屈曲させる
⑦：骨盤を前方に移動して，膝関節をさらに屈曲させる
⑧：体幹を前傾させて殿部を後方に移動する
⑨：体幹を後傾させて左右対称な端座位にする

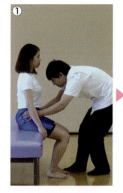 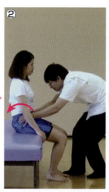 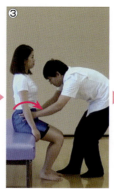 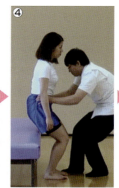 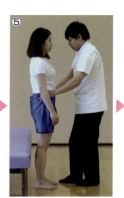

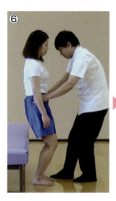 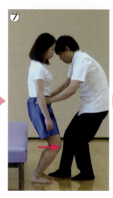 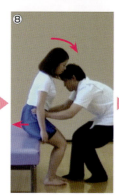 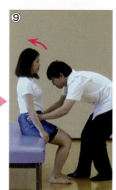

両大腿からの誘導による立ち上がり

両大腿からの体幹の前傾・後傾の誘導

　両大腿からの誘導で立ち上がるための準備として，両大腿から体幹前傾・後傾を誘導する。
　セラピストは，ベッド上に端座位をとっている対象者の正面に，向かい合わせになるようにひざまずく。対象者の両大腿前面に両手を当てる（図12①）。両手で若干下方に圧迫しながら膝関節方向に引くことで，大腿四頭筋を求心性に活動させ，骨盤と体幹を前傾させる（図12②）。
　反対に，両手で若干下方に圧迫しながら股関節方向に押すことで，大腿四頭筋を遠心性に活動させて骨盤と体幹を垂直方向に戻す。

図12 両大腿からの体幹の前傾・後傾の誘導

①：対象者の両大腿前面に両手を当てる
②：大腿四頭筋を求心性に活動させ，骨盤・体幹を前傾させる。大腿四頭筋を遠心性に活動させ，骨盤と体幹を垂直方向に戻す

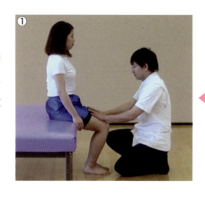
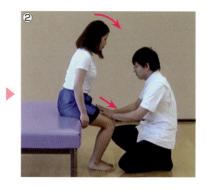

■両大腿からの誘導による立ち上がり

　セラピストは，ベッド上に端座位をとっている対象者の正面に，向かい合わせになるようにひざまずく．対象者の大腿前面に親指，大腿後面に小指が来るように両手を置き，大腿外側を保持する（図13①）．親指を膝関節方向に，小指を股関節方向に動かすことで，大腿四頭筋を求心性にハムストリングスを遠心性に活動させ，骨盤と体幹を前傾させる（図13②）．大腿を垂直方向に動かすことで，骨盤と体幹を垂直方向に誘導し（図13③），左右対称な立位とする（図13④）．

　座る際には，親指を股関節方向に，小指を膝関節方向に動かすことで，大腿四頭筋を遠心性にハムストリングスを求心性に活動させ，膝関節を屈曲させる（図13⑤）．そこからゆっくりと殿部をベッドに下ろす（図13⑥）．親指を股関節方向に，小指を膝関節方向に動かすことで，大腿四頭筋を遠心性にハムストリングスを求心性に活動させることで，骨盤と体幹を垂直にする（図13⑦）．

図13 両大腿からの誘導による立ち上がり
①：大腿前面に親指，後面に小指が来るよう手を置き，対象者の大腿外側を保持する
②：親指を膝関節方向に小指を股関節方向に動かすことで，骨盤と体幹を前傾させる
③：大腿を垂直方向に動かす
④：左右対称な立位に誘導する
⑤：親指を股関節方向に小指を膝関節方向に動かすことで，膝関節を屈曲させる
⑥：ゆっくりと殿部をベッドに下ろす
⑦：親指を股関節方向に小指を膝関節方向に動かすことで，骨盤と体幹を垂直にする

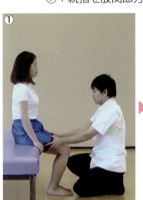
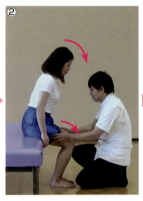
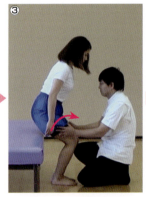
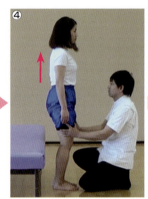
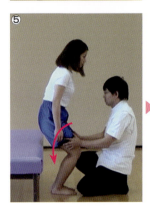
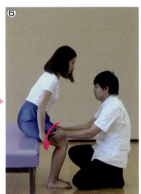
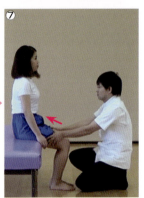

9

立位へのアプローチ

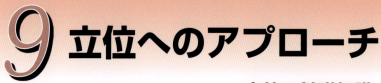

9 立位へのアプローチ

立位の基礎知識

廣瀬浩昭

はじめに

　立位(standing)は，立位で景色を見る，立位で歯を磨く，立位で作業をするなど，日常生活でよく行う姿勢である．また，立位姿勢は移乗動作や歩行といった移動動作の開始姿勢であり，基本動作として獲得したい重要な活動の一つである．

　立位姿勢は両上肢・両下肢を伸ばした状態で背臥位とほぼ同じ肢位であるが，立位姿勢は抗重力姿勢であり，背臥位と比較して支持基底面(base of support：BOS)が狭く，重心位置が高い．健常成人は立位保持を容易に行っているが，筋骨格系・知覚系・制御系の機能になんらかの障害が生じると，立位保持は困難となる．

　立位保持には，静止した立位姿勢を保持する静的立位保持と，身体の空間移動時や支持面動揺などの外乱作用時に立位姿勢を保持する動的立位保持がある．セラピストは静的・動的立位姿勢および保持能力を評価して治療や環境調整を行うと同時に，歩行など"動き"につながるよう治療する．

立位の概要と特徴

　立位姿勢は個人間で幾分差があり，身長，体重，年齢，性別，体型によって影響を受ける[1]．基本的立位肢位は，両側上肢は伸展位で体側におき，両側下肢は伸展位，両側足関節は底背屈中間位をとる(図1)．具体的には，両側ともに，肩関節，肘関節，前腕，手関節，股関節，膝関節，足関節がほぼ中間位をとる．ちなみに解剖学的立位肢位[1](図2)は，基本的立位肢位で肩関節外旋・前腕回外位とした立位である．

　健常成人の静止立位において，重心は骨盤内で仙骨のやや前方に位置する．矢状面における重心線は，乳様突起のやや前方(耳垂のやや後方)，肩峰，大転子(股関節のやや後方)，膝関節中心のやや前方(膝蓋骨後方)，足関節のやや前方を通る[2]．前額面における重心線は，後頭隆起，椎骨棘突起，殿裂，両膝関節内側の中央，両内果の中央を通る．

　姿勢制御では筋骨格系とともに，固有受容器，視覚，そして前庭の感覚システムネットワークのような多重システムの相互作用を必要とする[1]．

図1 基本的立位肢位
破線は重心線を示す

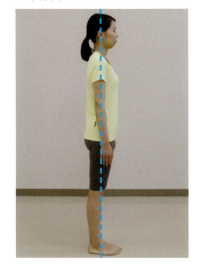

a 矢状面

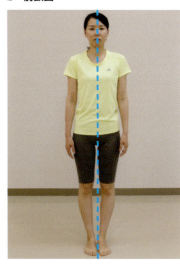

b 前額面

図2 解剖学的立位肢位
基本的立位肢位で肩関節外旋・前腕回外位とした立位である。破線は重心線を示す

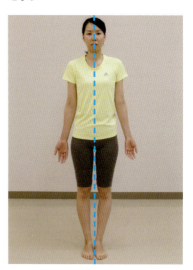

立位姿勢のバリエーション(多様性)

　立位を長時間維持しなければならないとき，人はさまざまな戦略をとる。図3のように，両足を閉じる立位姿勢(閉脚立位姿勢)と比較して，両足を側方に肩幅まで開く立位姿勢(開脚立位姿勢)はBOSが広く，安定性が増大する。また，開脚立位姿勢では，まず一側下肢に偏って体重をかけて，しばらくして反対側下肢に体重を移動させて維持する。この理由は多くの場合，筋疲労よりも，圧縮された関節軟骨と緊張した靱帯による血流不全の結果とされている[1]。両側上肢の状態も非常に多様性があり，例えば体側に保持する，背部で両手を組む，胸の前で腕を組む，ポケットの中に手を入れるなどがある。

　立位で両足を接地している姿勢を両脚立位(通常，立位というと両脚立位を指す)，一足だけを接地している姿勢すなわち片足を挙上した姿勢を片脚立位(片足立ち)という。両脚立位と比較して片脚立位のBOSは狭いため，安定性が低下する。これは，両脚立位では安定しているが，片脚立位では安定して姿勢保持できない場合，平衡機能障害の検出に役立つ。開眼で片脚立位が可能であれば，閉眼で実施して10秒以上可能なら正常とする[3]。立位において足部を前後に位置させた姿勢をステップ立位，後方の前足部と前方の踵部を接触させ一直線上に両足を並べた姿勢をタンデム立位(継足位)という[4]。

　立位における視覚情報の有無として，開眼立位と閉眼立位がある。姿勢制御では，視覚器官による外界との位置関係，前庭器官による重力との関係，および体性感覚器官による身体各部の位置関係などの知覚情報が重要であるが，小児と成人で各情報の役割が異なる。立てるようになってから2歳ごろまでは，固有受容器と前庭受容器が重要な姿勢フィードバックを提供するのに対して，視覚は姿勢安定性の脇役である[1]。成人では視覚の重要性が増し，典型的な成人では閉眼時に安定性が30％低下，60歳以上の成人では50％低下する[1]。セラピストは，疾患だけではなく年齢によっても姿勢制御メカニズムが変化することを覚えておく必要がある。

> **図3** 閉脚立位姿勢と開脚立位姿勢におけるBOS
>
> 閉脚立位姿勢（a）と開脚立位姿勢（b）におけるBOSの模式図を示す。閉脚立位姿勢と比較して開脚立位姿勢のBOSは広く，側方安定性が増大する

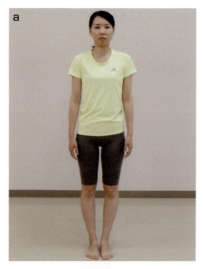
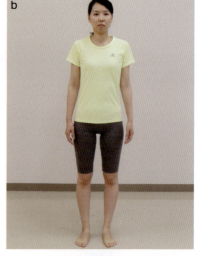

立位の姿勢制御〔2章（p.32）を参照のこと〕

静止立位では，呼吸や心臓の拍動などによって身体重心（center of gravity：COG）は常にわずかに変化している。立位姿勢を維持するには，身体の適切なアライメント，抗重力肢位に対応した筋緊張，伸張反射・長潜時反射などの反射活動が重要である[5,6]。立位姿勢を維持する抗重力筋として，頸部伸筋，脊柱起立筋群，大腿二頭筋，ヒラメ筋は主要姿勢筋といわれ[5]，COGのわずかな変化に対応している。

立位での外乱に対する姿勢制御としては，外乱に対してCOGをBOS内に留めるためフィードバック系の制御方式が必要となる。代表的な制御方式には，

- 足関節戦略（ankle strategy）
- 股関節戦略（hip strategy）
- ステッピングあるいはリーチング戦略（stepping strategy or reaching strategy）

がある[1]（図4，5）。

足関節戦略とは足関節・足部の運動，主に足関節底屈・背屈運動によって反応する制御方式で，後方への動揺では前脛骨筋が働き，前方への動揺では下腿三頭筋（主にヒラメ筋）が働く。足関節戦略は，外乱が小さくて遅いとき，足底接地面が広い安定した状態で起こる。

股関節戦略は股関節，骨盤，体幹に由来する姿勢制御である[1]。股関節戦略は，外乱が大きく速いとき，足底接地面が狭い不安定な状態で起こる。

ステッピングあるいはリーチング戦略は，外乱が非常に大きく高速であるとき，変化の方向に一歩踏み出して（踏み直って），あるいはリーチを用いて姿勢を維持する制御方式である[1]。ステッピング戦略は，足関節戦略または股関節戦略では対応できない場合に，足を踏み出して支えることで新しいBOSを作り，姿勢を制御する。

図4 外乱に対する姿勢制御の模式図

両肩関節に後方（青色）または前方（緑色）への外乱刺激を加えた場合，足関節戦略は主に，足関節底屈・背屈運動によって姿勢を制御する．股関節戦略は股関節，骨盤，体幹の運動によって姿勢を制御する．ステッピング戦略は変化の方向に足を一歩踏み出して姿勢を制御する

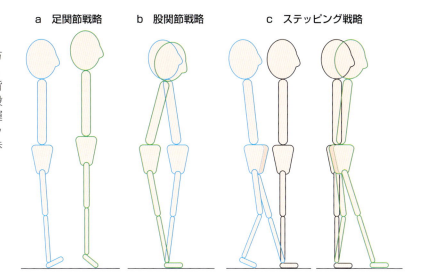

a　足関節戦略　　b　股関節戦略　　c　ステッピング戦略

図5 両肩関節に後方への外乱を加えた際の姿勢制御

両肩関節を後方へ引く外乱刺激を加えた場合，足関節戦略では前脛骨筋が働き，足関節背屈が起こる．股関節戦略では股関節伸展が起こる*．ステッピング戦略では，右下肢または左下肢を後方へ一歩踏み出す．この後，右下肢または左下肢が接地して体重を支えることで姿勢を制御する

a　足関節戦略

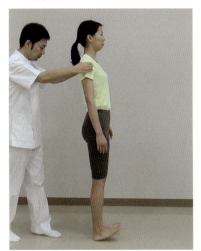

b　股関節戦略

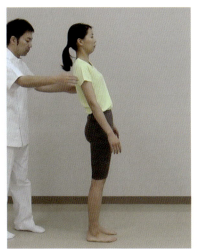

c　ステッピング戦略

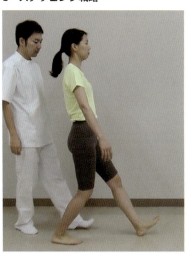

＊：骨盤帯から後方へ外乱を加えると，股関節を屈曲してBOS内へ重心を維持する姿勢制御が観察されることが多い

【文献】
1) Houglum PA ほか 著，武田 功 監：ブルンストローム臨床運動学 原著第6版，486-493，医歯薬出版，2013．
2) 廣瀬浩昭：正常歩行における下肢・体幹の役割，臨床歩行分析ワークブック（武田 功 監），22-29，2013．
3) 田崎義昭 ほか：ベッドサイドの神経の診かた 第16版，62-64，南山堂，2004．
4) 藤澤宏幸：姿勢の定義と分類の再考．理学療法の歩み 24(1)，31-34，2013．
5) 星 文彦：運動制御と運動学習．標準理学療法学 専門分野 運動療法学総論 第3版（吉尾雅春 編），83-89，医学書院，2010．
6) 小幡博基：立位姿勢における足関節底屈および背屈筋の神経制御メカニズム．国立障害者リハビリテーションセンター研究紀要 30，39-42，2010．

立位動作の治療手技

弓岡光徳，鈴東伸洋

はじめに

　脳卒中片麻痺患者の立位の特徴として，下部体幹のコアコントロールの低下による骨盤前傾・後方回旋，麻痺側下肢の股関節周囲筋の低緊張（主に殿筋群と内側ハムストリングス）による股関節外転・外旋，大腿四頭筋の低緊張による反張膝や膝関節屈曲，下腿の外側腓腹筋の過緊張や内側腓腹筋の低緊張による股関節外旋や足関節内反の増強，足関節底屈内反，足趾屈曲などが観察される。このような非麻痺側優位の立位姿勢から，できるだけ対称的な機能をもつ二足立位（bipedal standing）を作ることを目的とする。

立位で膝関節を屈曲させる動作：スクワット

　立位で体幹をできるだけ垂直に保ったまま，膝関節を屈曲する（スクワット）。セラピストは，立位の対象者と向かい合わせになるように立つ。対象者の両側の骨盤を保持し，骨盤を後傾させて腹筋群と大殿筋を活動させながら膝関節を屈曲させる（図1）。その際，体幹をできるだけ垂直に保つことで，体幹の重心を膝関節から遠ざけて大腿四頭筋を活動させる。その後，骨盤を前傾させ膝関節を伸展させて立位に戻る。この方法は，座位から立位，立位から座位への動作の準備としても利用することができる。

図1 立位で膝関節を屈曲させる動作：スクワット
①：対象者の両側の骨盤を保持する
②：骨盤を後傾させて膝関節を屈曲させる。骨盤を前傾させて膝関節を伸展させ，立位に戻す

動画はこちら

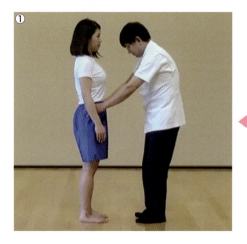
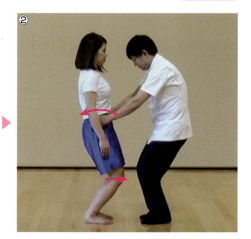

立位での骨盤の側方移動

　セラピストは対象者にできるだけ左右対称な立位をとらせ，対象者の後方に立つ。対象者の両側骨盤を保持する。骨盤を左へ側方移動させると，右下肢に対して骨盤が内側に移

動するために右股関節は外転する。一方，骨盤を右に側方移動すると，右下肢に対して骨盤が外側に移動するために右股関節は内転する（図2）。この操作によって，股関節の内外転の可動性を増加させ，左右の下肢の支持性を増加させることができる。

図2 立位での骨盤の側方移動
①：対象者に左右対称な立位をとらせる
②：骨盤を左に側方移動させると，右下肢に対して骨盤が内側に移動するため右股関節は外転する
③：骨盤を右に側方移動させると，右下肢に対して骨盤が外側に移動するため右股関節は内転する

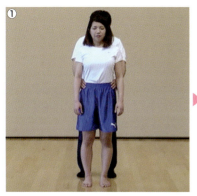
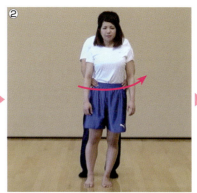
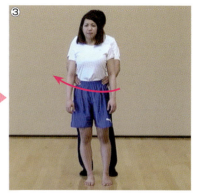

立位での股関節回旋

骨盤から操作する股関節回旋

セラピストは対象者にできるだけ左右対称な立位をとらせ，対象者の後方に立つ（図3①）。対象者の両側骨盤を保持し，対象者の右下肢に対して骨盤を前方回旋させると，右股関節は外旋する（図3②）。反対に，右下肢に対して骨盤を後方回旋させると，右股関節は内旋する（図3③）。

図3 骨盤から操作する股関節回旋
①：対象者に左右対称な立位をとらせる
②：骨盤を右下肢に対して前方回旋させると，右股関節は外旋する
③：骨盤を右下肢に対して後方回旋させると，右股関節は内旋する

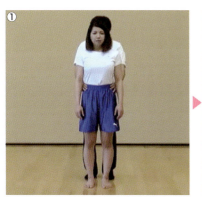
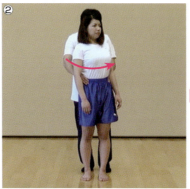
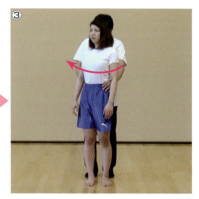

■下肢を固定して骨盤を操作する股関節回旋

片麻痺患者の股関節は，前述の骨盤からの操作のみでは十分な回旋が得られない場合が多い。そのような場合は，下肢が動かないように安定させた状態で骨盤を回旋させると，十分な股関節回旋が得られる。

まず，対象者には左右対称な立位をとらせ，セラピストは操作する下肢（ここでは右下肢）のそばにひざまずく。セラピストは右手で対象者の右大腿部前面を，左手で右骨盤を保持する（図4①）。セラピストが右下肢を安定させたうえで右骨盤を前方回旋することで，右股関節の外旋の範囲を増加することができる（図4②）。次に，同様に右下肢を安定させたうえで右骨盤を後方回旋すると，右股関節の内旋の範囲を増加することができる（図4③）。

図4 下肢を固定して骨盤を操作する股関節回旋
①：対象者に左右対称な立位をとらせ，右大腿部前面と右骨盤を保持する
②：右下肢を安定させたうえで右骨盤を前方回旋することで，右股関節の外旋の範囲を増加することができる
③：右下肢を安定させたうえで右骨盤を後方回旋することで，右股関節の内旋の範囲を増加することができる

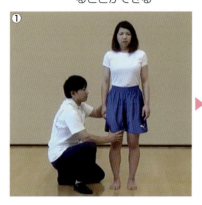
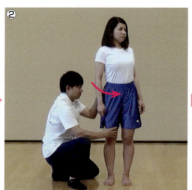
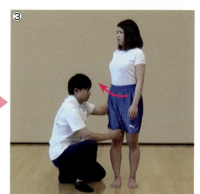

立位ステップ姿勢での股関節の伸展と回旋

■立位ステップ姿勢での股関節の伸展

股関節の過度の屈曲（拘縮や筋緊張亢進）による異常歩行として，
- 麻痺側下肢の立脚期をとおして，体幹の前傾または腰椎の代償的な前彎が起こる
- 股関節の屈曲を膝関節屈曲・足関節背屈で代償し，体幹の重心を足部の支持基底面（base of support：BOS）内に保つ
- 立脚終期の股関節の伸展不足により，大腿が前方に引かれ，歩幅が減少する

などが起こる可能性がある。
そのため，股関節屈筋の拘縮や筋緊張を軽減させて，股関節伸展位を得る必要がある。その一つの方法として，対象者に立位でステップ姿勢をとらせ，麻痺側下肢を後方にして，骨盤を前方に移動させることにより股関節に伸展の可動性を与えるという操作がある。

ここでは，右片麻痺の対象者に対する操作を例に解説する．まず，対象者の前方に治療用テーブルを設置し，そこに両手をついた状態で左右対称な立位をとらせる（図5①）．セラピストは対象者の後方に端座位をとり，対象者に右下肢後方のステップ姿勢をとらせる準備として，対象者の右膝関節が屈曲しないようセラピスト自身の右手と右下肢で右下肢を支える（図5②）．右下肢を支えたまま対象者に左下肢を前方に出したステップ姿勢をとらせ，後方にある右股関節の伸展を促す（図5③）．前方にある左下肢の膝関節を屈曲させながら骨盤を前方に動かし，その際に右膝関節の屈曲を防ぐことで，右股関節の十分な伸展を促す（図5④）．

> **図5　立位ステップ姿勢での股関節の伸展**
> ①：対象者に，前方の治療用テーブルへ両手をついた左右対称な立位姿勢をとらせる
> ②：セラピストは，対象者が右下肢後方のステップ姿勢になる準備として，右膝関節が屈曲しないように右手と右下肢で支える
> ③：対象者に左下肢を前方に出したステップ姿勢をとらせ，後方にある右股関節の伸展を促す
> ④：対象者の左膝関節を屈曲させながら骨盤を前方に動かし，その際に右膝関節の屈曲を防ぐことで，右股関節の十分な伸展を促す

動画はこちら

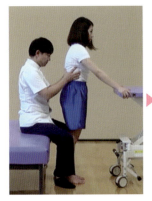
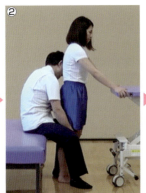
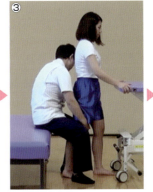
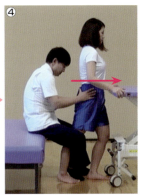

■立位ステップ姿勢での股関節の回旋

　正常歩行では，立脚終期において股関節は伸展・内旋する必要があるが，脳卒中片麻痺患者は股関節を屈曲・外旋させて立位をとることが多いため，立脚終期を獲得できない．そこで，立位ステップ姿勢での股関節の伸展・内旋の誘導を行う．

　まず，対象者に図5と同様の手順で右下肢後方のステップ姿勢をとらせる（図6①）．次に，右骨盤を前方回旋させて右股関節を外旋させ，股関節内旋筋を伸張する．これにより，伸張された股関節伸筋と内旋筋は活動しやすい状態になる（図6②）．そこから右骨盤を後方回旋，右股関節を内旋させて，短縮して緊張している股関節外旋筋を伸張する（図6③）．

図6 立位ステップ姿勢での股関節の回旋
①：対象者に，右下肢後方のステップ姿勢をとらせる
②：右骨盤を前方回旋させて右股関節を外旋させ，股関節内旋筋を伸張する
③：右骨盤を後方回旋させて右股関節を内旋させ，股関節外旋筋を伸張する

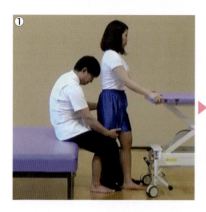
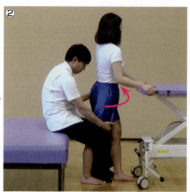
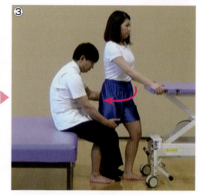

両上肢支持での左右対称な立位から後方へのステップ

■ 両上肢支持での左右対称な立位への誘導

　ここでは，右片麻痺患者を例に解説する。対象者は左下肢に荷重しており，右下肢の股関節が外転・外旋している（図7①）。対象者の前方に治療用テーブルを設置し，両上肢でテーブルを支持させて身体を安定させる（図7②）。セラピストは対象者の右下肢付近にひざまずき，右下肢の股関節外転・外旋の位置を修正し，左右対称な立位にする。次に，セラピストは左手で対象者の右下肢下腿後面を，右手で足趾を保持する。踵は接地させたまま足関節を背屈させ，踵を支点に足部を内側へ回す。次に，足趾を支点に踵を内側へ回す。これを繰り返して，下肢の位置を左右対称にする（図7③〜⑤）。

　その後，セラピストは左手で対象者の右大腿後面上部を，右手で右大腿前面下部を保持する。左手を上に，右手を下に動かし，股関節伸筋と膝関節伸筋を促通して下肢を伸展させる（図7⑥）。右下肢を伸展させたまま内側に傾けて股関節を外転させ，左方向に重心を移動させる（図7⑦）。次に，内側ハムストリングスと大殿筋，内側腓腹筋を促通しながら，右下肢を垂直にして，非麻痺側（左）から麻痺側方向（右）に体重移動させて重心を左右中間に戻し，左右対称な立位にする（図7⑧）。

図7 両上肢支持での左右対称な立位への誘導

① : 対象者(右片麻痺)は左下肢に荷重し,右下肢の股関節が外転・外旋している
② : 対象者に前方の治療用テーブルを両上肢で支持させ,身体を安定させる
③ : 右下肢の下腿後面と足趾を保持し,踵を接地したまま足関節を背屈させ,踵を支点に足部を内側へ回す
④ : 足趾を支点に踵を内側へ回す
⑤ : ③④を繰り返し,下肢を左右対称な位置にする
⑥ : 左手で右大腿後面上部,右手で右大腿前面下部を保持し,屈曲した股関節と膝関節を伸展させる
⑦ : 右下肢を伸展させたまま内側に傾け,左方向へ重心を移動させる
⑧ : 内側ハムストリングスと大殿筋,内側腓腹筋を促通しながら右下肢を垂直にし,左から右へ体重を移動させ,重心を左右中間に戻して左右対称な立位にする

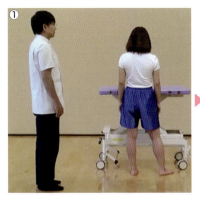
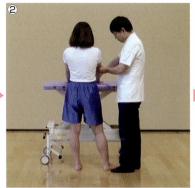
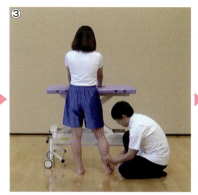
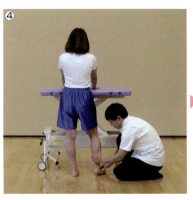
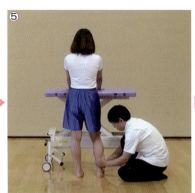
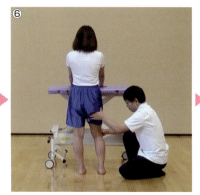
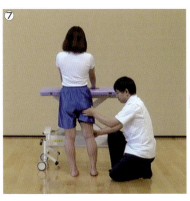
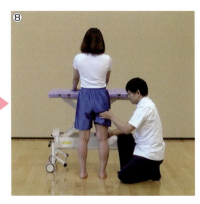

立位へのアプローチ

■立位での足関節内反と足趾屈曲の治療

　下肢の足関節底屈・内反と足趾屈曲がみられる場合(ここでは右下肢,図8①)は,次に示す治療を行う。セラピストは対象者の右下腿後面と右足部を,手指が内側に来るよう保持する(図8②)。次に,右下腿を内旋させながら,右足部を外反させていく(図8③)。足趾屈曲を軽減させるために,足趾を前方に牽引しながらできるだけ前後に長い足部を作る(図8④)。母趾と小趾の間を牽引して広げながら,小趾外転筋を促通する(図8⑤)。それから,内側腓腹筋を後方に移動させて下腿を内旋させながら,足趾と足関節を背屈させて踵に体重を移動させ,前脛骨筋,足趾伸筋,腹筋を促通する(図8⑥)。できるだけ左右対称な下腿と足部にする(図8⑦)。

図8 立位での足関節内反と足趾屈曲の治療
①:右下肢の足関節底屈・内反と足趾屈曲がみられる
②:セラピストは右下腿後面と右足部を手指が内側に来るように保持する
③:右下腿を内旋させながら,右足部を外反させていく
④:足趾屈曲を軽減させるために,足趾を前方に牽引しながらできるだけ前後に長い足部を作る
⑤:母趾と小趾の間を牽引して広げながら小趾外転筋を促通する
⑥:内側腓腹筋を後方に移動させて下腿を内旋させながら,足趾と足関節を背屈させて踵に体重を移動させ,前脛骨筋,足趾伸筋,腹筋を促通する
⑦:左右対称な下腿と足部にする

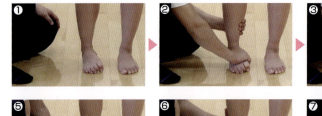
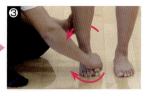
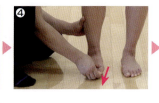
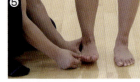
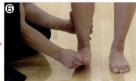
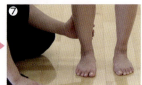

■後方へのステップ

　対象者の前方に治療用テーブルを設置し,両上肢でテーブルを支持させる。セラピストは対象者の右下肢付近にひざまずき,左手で対象者の下腿後面を,右手で足部を保持する。前足部を上方に動かして足関節を背屈させ,腹筋を促通する。同時に,下腿を内側に傾けることで重心を左下肢に移動させ,右下肢の荷重を減少させて後方ステップの準備をする(図9①)。次に,右下肢を後方にステップさせて,足趾で接地させる。セラピストは右手を大腿前面に,左手を下腿後面に当て,下方に動かして踵を接地させる。この操作により,股関節伸展に伴った膝関節の屈曲・伸展の動きや,股関節伸展,足関節背屈の可動性が得られる(図9②③)。

図9　後方へのステップ

①：左手で対象者の下腿後面を，右手で足部を保持する。前足部を上方に動かして足関節を背屈させ，腹筋を促通する。同時に，下腿を内側に傾けて重心を左下肢に移動させ，右下肢への荷重を減少させて後方ステップの準備をする
②：右下肢をゆっくり後方にステップさせて，足趾で接地させる
③：前足部と足趾でしっかり支持させながら，ゆっくり踵を接地させる

動画はこちら

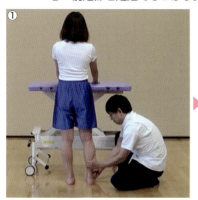
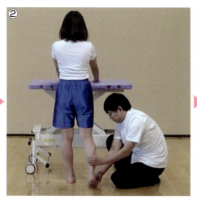
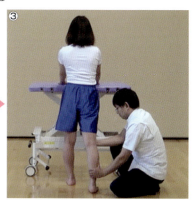

プローンスタンディングでの治療

■プローンスタンディングへの誘導

　プローンスタンディング（prone standing）とは，立位の状態で，前方の治療用テーブルに体幹を腹臥位のように乗せた姿勢である。ここでは，右片麻痺の対象者を例に解説する。

　対象者を治療用テーブルの前に立たせる。セラピストは対象者の後方から下腹部に片手を当て，腹筋を活動させて骨盤を後傾させ，腰背部を伸張する（図10①）。その後，両肩甲骨を保持し（図10②），まず両肩甲骨を外転させ，それから内転・下制させて若干後傾させることで，体幹を伸展する（図10③）。

　この姿勢から左右対称に前傾していくが，立位で麻痺側の肩甲帯や体幹が後方に引けた状態で対称的に前傾できない場合は，前傾の際に麻痺側体幹に前後方への回旋を加え，機能的な非対称姿勢を作ることで対称的な体幹姿勢を得る。

　左肩甲骨から体幹を右回旋させながら前傾する（図10④）。次に，右肩甲骨から体幹を左回旋させながら前傾する（図10⑤）。これを数回繰り返して，顔を右に向けたプローンスタンディングになる（図10⑥）。

立位へのアプローチ

図10 プローンスタンディングへの誘導

①：治療用テーブルの前に立つ対象者の下腹部に片手を当て，腹筋を活動させて骨盤を後傾させ，腰背部を伸張する
②：対象者の両肩甲骨を保持する
③：両肩甲骨を外転・内転・下制させ，若干後傾させることで，体幹を伸展する
④：左肩甲骨から体幹を右回旋させながら前傾する
⑤：右肩甲骨から体幹を左回旋させながら前傾する
⑥：これを数回繰り返して，顔を右に向けたプローンスタンディングになる

動画はこちら

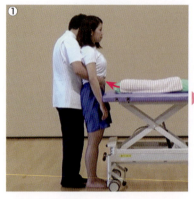
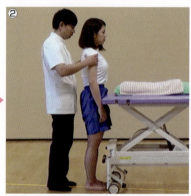
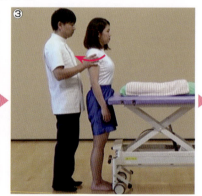
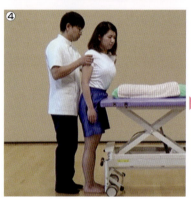
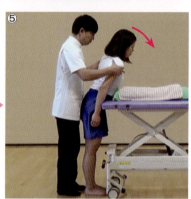
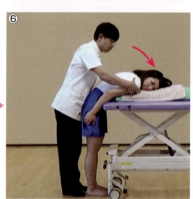

■ 立位と座位で麻痺側肩甲骨・肩関節が後方に引かれた状態の片麻痺患者の治療

　立位と座位で麻痺側肩甲骨と肩関節が後方に引かれた状態の片麻痺患者は，プローンスタンディング姿勢で治療を行う。

　セラピストは左手で対象者の体幹を安定させて，右手で肩甲骨や上肢を保持する（図11①）。セラピストは左前腕で対象者の体幹を安定させながら，対象者の後方に引かれた肩甲骨と上肢を前方に動かしていき，肩甲骨内転筋を伸張しながら屈曲した上肢を伸展させていく（図11②）。

> **図11** 立位と座位で麻痺側肩甲骨・肩関節が後方に引かれた状態の片麻痺患者の治療
> ①：セラピストは左手で対象者の体幹を安定させて，右手で対象者の肩甲骨や上肢を保持する
> ②：セラピストは前腕で対象者の体幹を安定させながら，対象者の後方に引かれた肩甲骨と上肢を前方に動かしていき，肩甲骨内転筋を伸張する

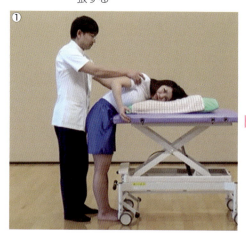
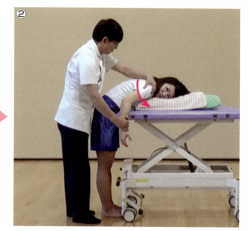

■上肢の外転や前方挙上が不十分な場合の治療

　セラピストは，プローンスタンディングの姿勢をとった対象者の左上肢を治療用テーブル上に置き，次に右上肢を可能な範囲で前方挙上させる（図12①）。セラピストは対象者の右肩甲骨と上肢を保持し，肩甲骨や肩関節を動かすことで，肩甲骨上方回旋や肩関節屈曲などの可動域を改善する（図12②）。

> **図12** 上肢の外転や前方挙上が不十分な場合の治療
> ①：対象者の右上肢を可能な範囲で前方挙上させる
> ②：対象者の右肩甲骨と上肢を保持し，肩甲骨や肩関節を動かす

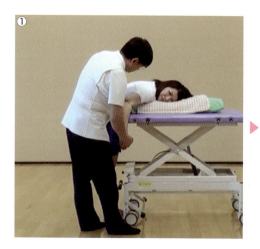
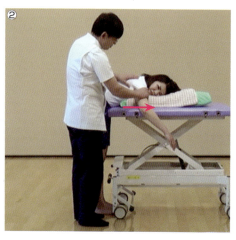

立位へのアプローチ

■肩甲骨内転と肩関節水平外転による上部体幹の伸展促進

　対象者の上部体幹に屈曲がみられ，体幹の伸展活動が不十分な場合，肩甲骨の内転と肩関節の水平外転を行うことで，上部体幹の伸展を促す．

　まずセラピストは，プローンスタンディングの姿勢をとった対象者の両上肢を，後方から保持する（**図13①**）．両上肢の肩甲骨内転と肩関節水平外転を行わせ菱形筋や僧帽筋の活動を促すことで，上部体幹から体幹全体を伸展させる（**図13②**）．

図13 肩甲骨内転と肩関節水平外転による上部体幹の伸展促進
① : 対象者の両上肢を後方から保持する
② : 両上肢の肩甲骨内転と水平外転を行い，上部体幹より体幹全体を伸展させる

動画はこちら

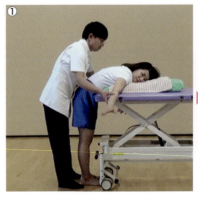 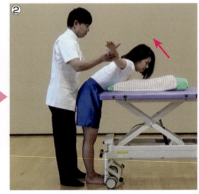

■骨盤後傾による腰背部の伸張

　プローンスタンディング姿勢で骨盤を後傾させて両膝関節を屈曲させることで，腰背部の緊張を軽減し，歩行における下肢の遊脚をスムーズにする．

　セラピストは対象者の両側骨盤を保持する（**図14①**）．セラピストは頭部前面を対象者の胸腰椎移行部に当て，体幹を安定させる（**図14②**）．骨盤を後傾させて膝関節を屈曲させることで，腰背部の緊張を軽減させる（**図14③**）．

図14 骨盤後傾による腰背部の伸張
① : セラピストは対象者の両側骨盤を保持する
② : 頭部前面を対象者の胸腰椎移行部に当てて体幹を安定させる
③ : 骨盤を後傾させて膝関節を屈曲させる

動画はこちら

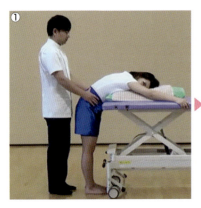 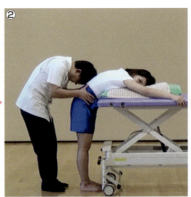 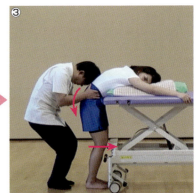

■一側骨盤の前方回旋・後傾による同側膝関節の屈曲

　プローンスタンディング姿勢で一側骨盤を前方回旋，側方下制しながら後傾させて，同側膝関節を屈曲させる。

　セラピストは，左前腕を対象者の腰背部に当てて体幹を安定させ，右手は右骨盤に当てる（図15①）。重心を左下肢に移動させ，右骨盤を前方回旋，側方下制しながら後傾させると，同側の腰背部が伸張され，右膝関節が屈曲する（図15②）。

図15 一側骨盤の前方回旋・後傾による同側膝関節の屈曲
①：セラピストは左前腕を対象者の腰背部に当てて体幹を安定させ，右手は右骨盤に当てる
②：重心を左下肢に移動させ，右骨盤を前方回旋，側方下制しながら後傾させると，右膝関節が屈曲する

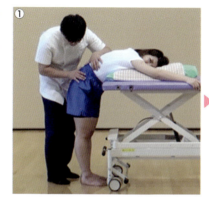
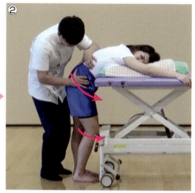

■プローンスタンディング姿勢から立位に戻す誘導

　対象者の上肢を体側に戻す（図16①）。セラピストは対象者の後方に立ち，両肩甲骨を両手で保持する（図16②）。そこから体幹をゆっくり垂直にして，直立位に戻す（図16③④）。

図16 プローンスタンディング姿勢から立位に戻す誘導
①：上肢を体側に戻す
②：両肩甲骨を両手で保持する
③：体幹を垂直にしていく
④：直立位に戻す

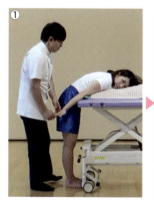
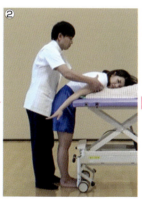
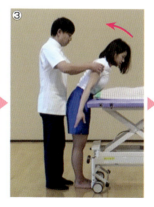
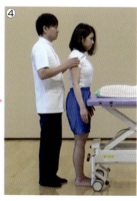

立位へのアプローチ

10

歩行へのアプローチ

10 歩行へのアプローチ

歩行の基礎知識

廣瀬浩昭

はじめに

　歩行（gait, walking）は，日常生活活動（activities of daily living：ADL）のなかで最も一般的な移動動作である．健常成人では高度に自動化された運動とされ，通常では歩行そのものに意識を向ける必要はない．しかし，歩行は他の基本的動作と比較して重心位置が高位にあり，支持基底面（base of support：BOS）が狭い動作であり，種々の障害によって歩行障害が生じる．

　歩行は移動手段として重要な動作であるため，リハビリテーションの目標に設定されることが多く，セラピストは歩行分析等によって歩行障害を引き起こしている問題を明確にし，治療を行うのである．

歩行周期

　歩行周期とは，一側足床接地から次の同側足床接地までのような，一側下肢における一連の動作であり，立脚期と遊脚期に分類される．立脚期は足部が接地している全期間，遊脚期は足部が床から離れて空中にある期間を指す．

　立脚期は初期接地から始まる．なお，初期接地という用語は伝統的な定義では踵接地と表現されたが，現在は足底全面で接地する場合も含めて初期接地と表記する．立脚期は両下肢で接地している期間の両下肢支持期と，単下肢で接地する期間の単下肢支持期からなる．初期接地から時間順に初期両下肢支持期，単下肢支持期，終期下肢支持期の3つに分類される（図1）．一般的速度での1歩行周期を100％とすると，初期両下肢支持期は10％，単下肢支持期は40％，終期下肢支持期は10％であり，立脚期全体で60％，遊脚期は40％である[1]．歩行速度が速くなると立脚期の比率が減少し，遊脚期の比率が増大する．

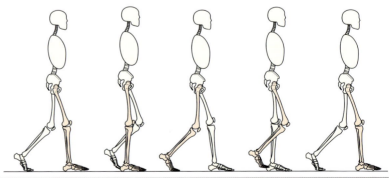

図1　両下肢支持期と単下肢支持期

右足床接地から次の右足床接地までを表している．右下肢の単下肢支持期では左下肢は遊脚期，左下肢の単下肢支持期では右下肢が遊脚期である

	両下肢支持期	単下肢支持期	両下肢支持期	単下肢支持期	両下肢支持期
右	立脚期	立脚期	立脚期	遊脚期	立脚期
左	立脚期	遊脚期	立脚期	立脚期	立脚期

（文献2, p.12, 図1より転載）

立脚期と遊脚期の各相

　立脚期は，初期接地，荷重応答期，立脚中期，立脚終期，前遊脚期に（図2），遊脚期は遊脚初期，遊脚中期，遊脚終期の各相に分けられる（図3）。

図2　右立脚期の各相
①：初期接地（0～2％歩行周期）…同側足部が床に触れて体重移動の開始直後まで
②：荷重応答期（2～10％歩行周期）…同側初期接地後から反対側下肢の離地まで
③：立脚中期（10～30％歩行周期）…同側単下肢支持期の前半，反対側下肢の離地から同側踵離地まで
④：立脚終期（30～50％歩行周期）…同側単下肢支持期の後半，同側踵離地から反対側下肢の初期接地まで
⑤：前遊脚期（50～60％歩行周期）…同側終期両下肢支持期，反対側下肢の初期接地から同側足趾離地まで。下肢を前方へ振り出すよう加速をつける役割をもつ

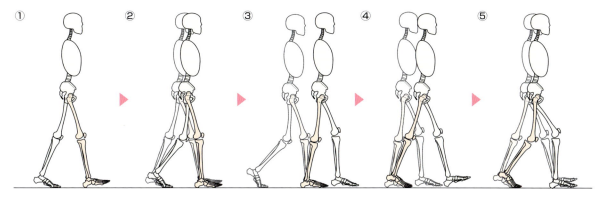

（文献2，14-15，図3～7より一部改変引用）

図3　右遊脚期の各相
①：遊脚初期（60～73％歩行周期）…同側遊脚期前1/3，同側足趾離地から同側足部が反対側足部と並ぶまで
②：遊脚中期（73～87％歩行周期）…同側遊脚期中1/3，同側足部が反対側足部と並ぶときから同側脛骨が垂直になるまで
③：遊脚終期（87～100％歩行周期）…同側遊脚期後1/3，同側脛骨が垂直のときから同側初期接地まで

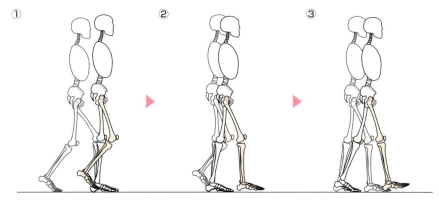

（文献2，p.15，図8～10より一部改変引用）

歩行の測定項目（図4）

歩行周期のある時点から，同側下肢が同じ時点に達するまで，一般に一側足底接地から次の同側足底接地までをストライド(stride)と表現する。これは，歩行周期と同じである。ストライドの距離をストライド長(stride length)または重複歩長という。一般に，身長が高い，すなわち下肢長が長いほうがストライド長は長い。また，自由な速度の歩行におけるストライド長は身長の80〜90％，速い歩行では身長の100〜110％になる[3]。小児や高齢者のストライド長は若年成人より短く，歩行速度が遅い。

一側足底接地から反対側足底接地までをステップ(step)または一歩という。1ステップの距離を，ステップ長または歩幅という。

歩行において，身体の進行方向に対する直角方向の両踵中央間距離を歩隔，進行方向と足部長軸のなす角を足角という[4]。

歩行の測定では，自由歩行，自然歩行，強制歩行を行う。自由歩行とは，速さを一定に保つ以外は被検者が自由に行う歩行（図5a），自然歩行（通常速度歩行）とは自由歩行のうち普段の速さの歩行，強制歩行とは歩幅やケイデンスを統制する歩行を指す（図5b）。

単位時間あたりのステップ数または歩数をケイデンス（歩行率）といい，1分間あたりのステップ数(steps/分)または1秒あたりのステップ数(steps/秒)で表す。メトロノームのテンポに合わせた強制歩行では，ケイデンスは一定となる。

ステップ長(m)を1ステップの所要時間(分)で除した値を歩行速度(m/分)という。なお，歩行速度はステップ長とケイデンス(steps/分)の積で計算できる。

歩行比(walking ratio, m/steps/分)とは，ステップ長をケイデンスで除した値である。

若年健常者を対象としたわが国の研究から得られた，自然歩行（好みの速度）におけるステップ長，ケイデンス，歩行速度，歩行比の標準値を表1に示す[5]。

図4 歩行の測定項目

右下肢の初期接地から次の右下肢の初期接地までを表している。右下肢のストライド長，右下肢初期接地から左下肢初期接地までのステップ長，歩隔，足角を示している

（文献2，p.17，図12より一部改変引用）

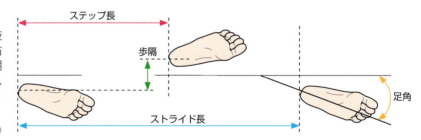

図5 自由歩行と強制歩行

aは自由歩行の右初期接地，bは強制歩行の右初期接地を示す。自由歩行は速さを一定に保つ以外は被検者が自由に行い，強制歩行はメトロノームでリズムを統制した

a 自由歩行

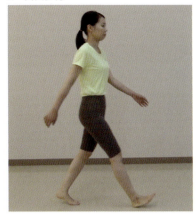

b 強制歩行

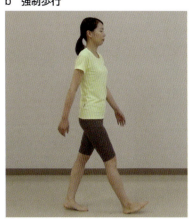

表1 若年健常者の自然歩行における各測定項目の標準値

	ステップ長	ケイデンス	歩行速度	歩行比
男性	0.74m	113steps/分	84m/分	0.007m/steps/分
女性	0.71m	115steps/分	82m/分	0.006m/steps/分

（文献5より作成）

歩行周期各相の伝統的な定義

歩行周期各相の定義は，伝統的な定義とランチョ・ロス・アミーゴの定義がある。図6に，伝統的な定義とランチョ・ロス・アミーゴの定義を比較して示した。本書ではランチョ・ロス・アミーゴの定義を基本とする。

過去には正常歩行に起こる事象に着目して相に分ける伝統的な定義が一般的であった。しかし，この定義は切断後の症例には適応できても，運動麻痺や関節炎で異常歩行を示す症例には適用できないことがわかった。例えば，伝統的な定義では立脚期の始まりは「踵接地」とよばれていたが，運動麻痺のある症例では，踵は全歩行周期にわたり接地しないか，ずっと後の時期に接地する。同様に，踵の接地後に前足部が接地するのではなく，足底全体で接地する場合もある。これらの問題に対応して，他領域との混乱を避けるために，ランチョ・ロス・アミーゴ歩行分析委員会は，各相の機能的分類として新しく用語を定義した[1]。

伝統的な定義では，立脚期の各相は事象に注目して踵接地，足底接地，立脚中期，踵離地，足趾離地（つま先離地），遊脚期の各相は加速期，遊脚中期，減速期とよばれている（図6参照）。また，立脚期前半の遊脚期で失われた体幹の安定性を改善させる時期を抑制期，立脚中期以降の同側足趾で床を押して加速させる時期を推進期という。

図6 歩行周期各相の定義

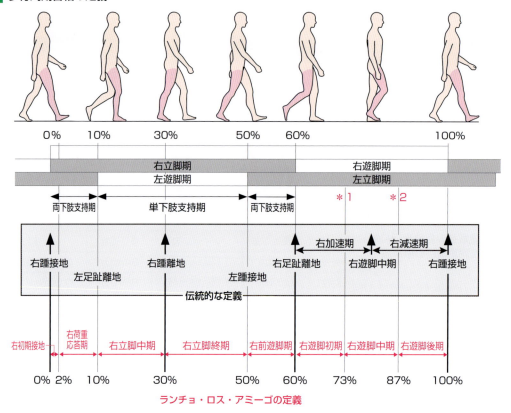

右下肢歩行周期の各相を，伝統的な定義とランチョ・ロス・アミーゴの定義(赤字)で示す。
数値は，右足部が床接地した時点を0％とした歩行周期における比率である。
＊1：両足部が並ぶ時点，＊2：右下腿が垂直となる時点

(文献2, p.16, 図11より一部改変引用)

正常歩行における下肢・体幹の役割

　正常歩行において，推進力の産生，衝撃の吸収，エネルギー消費の抑制は非常に重要な要素である。正常歩行のメカニズムを理解することで，障害における代償運動が理解できる。

■重心の上下移動

　1歩行周期において，右立脚期には身体は右へ，左立脚期には左へ移動する。また，1歩行周期において，身体重心(center of gravity：COG)の上下運動が2回起こる。これは，単下肢支持期の立脚中期で最も高く，両下肢支持期で最も低い(図7)。歩行周期の遊脚終期から初期接地にかけては最も不安定な時期であり，身体は床上1cmから落下する(図8)。前下方への身体の落下は支持側下肢を前進させるように働き，遊脚側下肢を振り出すことで身体は前進する。

　一方，遊脚終期から初期接地の落下は身体に衝撃を与える。正常歩行では，足部床接地の衝撃は次のような衝撃吸収反応によって軽減されている。

足関節・足部では，初期接地から荷重応答期にかけて，足関節中間位〜底屈5°まで底屈運動が起こる。この底屈運動は，主として足関節背屈筋群の遠心性収縮によって制動され，踵接地の衝撃を吸収している。また，距骨下関節は外反（前額面で足底外側が上昇する運動）によって衝撃を吸収している。

　膝関節では，初期接地から荷重応答期にかけて膝関節は屈曲5°〜屈曲20°まで屈曲運動が起こる。このとき，中間広筋・内側広筋・外側広筋は，大腿骨と脛骨を連結して過度な屈曲運動を制動し，落下の衝撃を吸収している。

　股関節では，初期接地で前方下肢が床接地すると後方下肢は荷重から解放されて骨盤低下が起こる。このとき，立脚側股関節外転筋群によって過度な骨盤低下は制動され，同時に衝撃の一部を吸収している。

図7　歩行周期における重心の上下移動

重心の上下位置は両下肢支持期(a, c)で低く，単下肢支持期(b, d)で高い

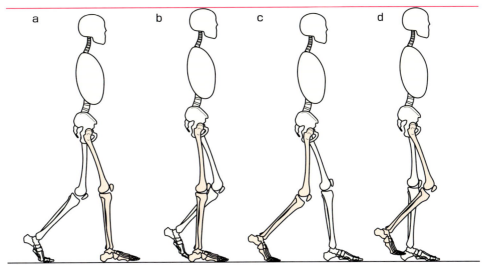

（文献2，p.12，図1より，一部改変引用）

図8　遊脚終期から初期接地における身体の落下

初期接地にかけて身体は床上1cmから落下する

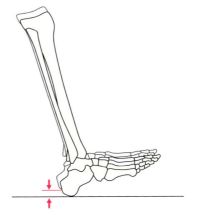

（文献2，p.27，図11より一部改変引用）

歩行へのアプローチ

■足部のロッカー機能

正常歩行では，立脚期に身体の落下を推進力に変換するようにロッカー機能が働く。足部のロッカー（rocker）には，ヒールロッカー，アンクルロッカー，フォアフットロッカー，トウロッカーがある（図9）。

図9 足部のロッカー機能

①：ヒールロッカー（踵ロッカー）…初期接地から荷重応答期には，踵が床に接地し，丸い踵部を支点として足部は前方に転がる。このとき，足関節背屈筋群は下腿を前方に引きつけて，内側広筋・中間広筋・外側広筋は膝関節屈曲を制動して大腿骨と脛骨を連結させる

②：アンクルロッカー（足関節ロッカー）…立脚中期には，前足部の床接地時に，足関節を支点として下腿と大腿が前進する。足部は床に固定され，受動的に足関節が背屈する。このとき，下腿が前進する速度は，主にヒラメ筋の遠心性収縮によって減速される

③：フォアフットロッカー（前足部ロッカー）…立脚後期には，踵が挙上すると中足骨頭を支点として下腿が前進する。このとき，重心は下降して下腿の前進を加速するが，下降の速度は腓腹筋とヒラメ筋の収縮によって制動される

④：トウロッカー（足趾ロッカー）…前遊脚期には，前足部内側と母趾に荷重が移ると下肢の前進は加速されてプッシュオフが起こる。このとき，アキレス腱の弾性反跳によって脛骨は前進する

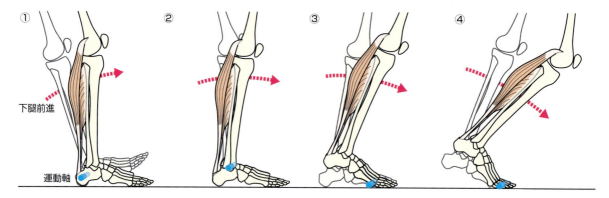

（文献2，25-26，図7～10より一部改変引用）

■歩行時のエネルギー消費の抑制

歩行時のエネルギー消費は，重心の上下・左右方向への変位を小さくすることで抑制される。また，下肢の各筋が適切なタイミング・持続時間・強さで収縮することで抑制される。①骨盤の回旋，②骨盤の側方移動，③膝関節の屈伸運動，④足関節の底背屈運動によって重心の変位は小さくなる。

①骨盤の回旋：骨盤の回旋によって機能的下肢長は延長され，両下肢支持期における重心の下降は小さくなる。

②骨盤の側方移動（図10）：立脚期の骨盤側方移動は立脚側股関節内転をもたらし，重心の側方移動を小さくする。

③膝関節の屈伸運動：膝関節は荷重応答期の終わりに屈曲20°位になり，立脚中期には膝関節伸展運動が起こるが，軽度屈曲位は維持されることで重心の上昇は抑制される。

④足関節の底背屈運動（図11）：立脚終期において，足関節底屈によって後方下肢の機能的下肢長が延長される。初期接地には足関節背屈によって前方下肢の機能的下肢長が延長され，どちらも骨盤の低下を最小限に抑制するよう作用する。

> **図10** 立脚期の股関節内転
>
> 荷重応答期には，骨盤は立脚側に側方移動することで立脚側股関節内転が起こり，重心の側方移動を抑制する

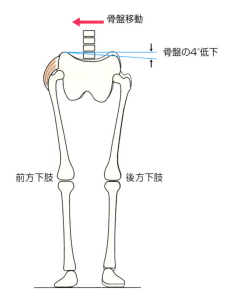

（文献2, p.28, 図12より一部改変引用）

> **図11** 足関節底背屈運動と機能的下肢長の延長
>
> a　立脚終期の足関節底屈による後方下肢の機能的下肢長の延長
>
> b　初期接地の足関節背屈による前方下肢の機能的下肢長の延長

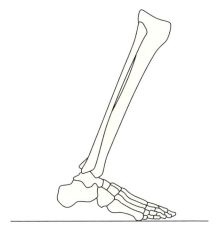 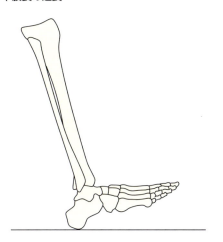

（文献2, p.29, 図13, 14より一部改変引用）

正常歩行における下肢の関節運動と機能

　異常歩行を解釈するには，正常歩行の関節運動と筋活動，およびその機能について理解する必要がある。

足関節の関節運動と機能（図12）

　歩行周期における足関節運動は，初期接地から底屈運動→背屈運動→底屈運動→背屈運動の順に起こる。特徴的な点として，荷重応答期に底屈最大5°，立脚終期に背屈最大10°，前遊脚期に底屈最大15°，遊脚中期に背屈最大2°，遊脚終期に中間位または底屈2°となる。

図12 歩行周期における矢状面上の足関節運動(a)，足関節背屈筋群と底屈筋群の筋活動(b)

a 矢状面上の足関節運動
自由歩行における足関節運動を示している

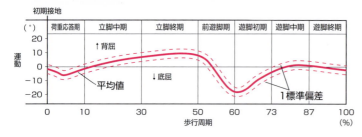

b 足関節背屈筋群と底屈筋群の筋活動
筋活動の平均値を示している。短腓骨筋の ■ は大多数の筋活動パターンを，■ は頻出ではない筋活動パターンを示している。
Nは標本数で，短腓骨筋では，21が ■，8が ■ のN数を表している

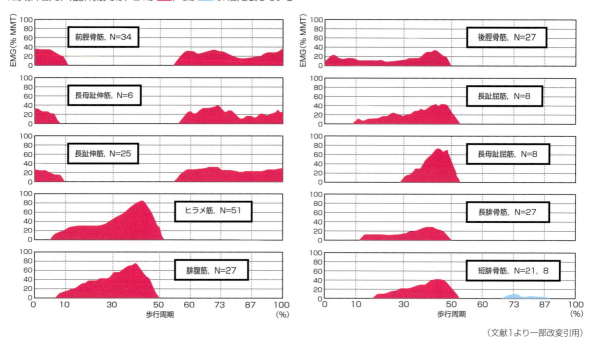

(文献1より一部改変引用)

●立脚期における足関節の運動と機能

・初期接地(0〜2%歩行周期, 図13①)

運動：足関節中間位または底屈2°からの底屈運動，距骨下関節内反位から外反*運動(中間位まで)

機能：ヒールロッカーの開始，衝撃吸収

足関節背屈筋群(前脛骨筋など)は強く収縮して身体の落下に対応し，背屈筋群の遠心性収縮によって底屈運動は制動されて衝撃吸収に役立つ。

＊：本書では，前額面上で足底外側が上昇する運動を外反(回内)，足底内側が上昇する運動を内反(回外)として表記する。

- 荷重応答期（2〜10％歩行周期，図13②）
  運動：足関節底屈運動（底屈5°まで）→背屈運動（中間位まで），距骨下関節外反位
  機能：ヒールロッカーによる前進，衝撃吸収，足関節軸の進行方向への修正

  前進と衝撃吸収は，足関節背屈筋群によるヒールロッカーで行われる。また，距骨下関節の外反は，衝撃吸収と足関節軸を進行方向に向ける役割をもつ。

- 立脚中期（10〜30％歩行周期，図13③）
  運動：足関節背屈運動，距骨下関節外反位
  機能：アンクルロッカーによる前進

  アンクルロッカーによって下腿前傾が起こる。足関節は中間位から一貫して背屈するが，ヒラメ筋を主とした足関節底屈筋群の遠心性収縮によって下腿前傾は減速する。

- 立脚終期（30〜50％歩行周期，図13④）
  運動：踵の挙上，足関節背屈運動（背屈10°まで）
  機能：フォアフットロッカーによる前進，横足根関節の固定

  足関節底屈筋群（ヒラメ筋，腓腹筋）の強い筋収縮によって下腿前傾が制動されながら足関節は10°まで背屈する。足底腱膜が中足趾節関節伸展によって緊張するとウィンドラスメカニズム（windlass mechanism）が働き，横足根関節を固定する。

- 前遊脚期（50〜60％歩行周期，図13⑤）
  運動：急速な足関節底屈運動（底屈15°まで）
  機能：トウロッカーによる下肢の前進

  アキレス腱の弾性反跳によって足関節は背屈10°〜底屈15°まで急速に底屈するが，このとき脛骨が前方に押し出され膝関節は40°まで屈曲し，股関節は中間位まで屈曲する。前遊脚期終わりには前脛骨筋と足趾伸筋群が収縮して底屈を制御して，遊脚期に備える。

図13 立脚期における足関節運動

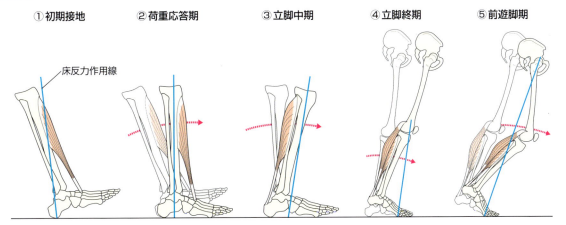

（文献2, 35-37, 図2〜6より転載）

●遊脚期における足関節の運動と機能

- **遊脚初期(60〜73％歩行周期，図14①)**
  運動：足関節背屈運動(ほぼ中間位まで)
  機能：下肢前進のための足部クリアランス(トウクリアランス)

  足関節底屈15°〜ほぼ中間位まで背屈し，足趾は伸展する。このとき，前脛骨筋，長母趾伸筋，長趾伸筋が収縮する。

- **遊脚中期(73〜87％歩行周期，図14②)**
  運動：足関節背屈運動(背屈2°まで)
  機能：足部クリアランス

  足関節は中間位〜背屈2°まで背屈し，足趾は伸展する。このとき，前脛骨筋，長母趾伸筋，長趾伸筋が収縮する。

- **遊脚終期(87〜100％歩行周期，図14③)**
  運動：わずかな足関節底屈運動(中間位または底屈2°まで)
  機能：初期接地の準備

  足関節はわずかに底屈して中間位または底屈2°となる。このとき，前脛骨筋，長母趾伸筋，長趾伸筋の収縮は強くなり，初期接地に備える。

図14 遊脚期における足関節運動

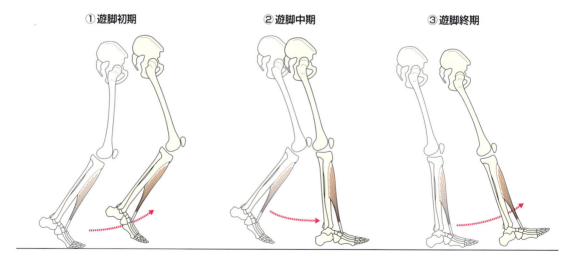

①遊脚初期　　②遊脚中期　　③遊脚終期

(文献2，p.37〜38，図7〜9より一部改変引用)

■膝関節の関節運動と機能（図15）

　歩行周期における膝関節運動は，初期接地から屈曲運動→伸展運動→屈曲運動→伸展運動の順に起こる。特徴的な点として，初期接地に屈曲5°，立脚中期に屈曲最大20°，立脚終期に屈曲最小5°，遊脚初期に屈曲最大60°，遊脚終期に屈曲最小0°となる。

図15 歩行周期における矢状面上の膝関節運動（a），膝関節伸筋群と屈筋群の筋活動（b）

a　矢状面上の膝関節運動
自由歩行における膝関節運動を示している

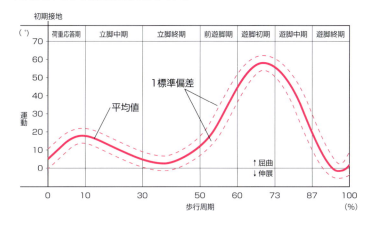

b　膝関節伸筋群と屈筋群の筋活動
筋活動の平均値を示している。■は大多数の筋活動パターンを，■は頻出ではない筋活動パターンを示している。Nは標本数。Nの数値が2つ記載されている箇所は，左の数値が■のN数を，右の数値が■のN数を表している

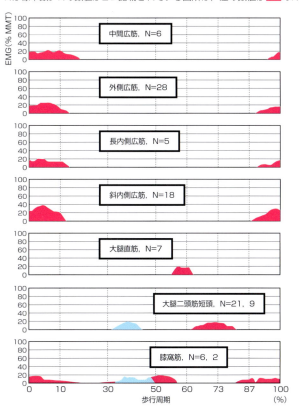
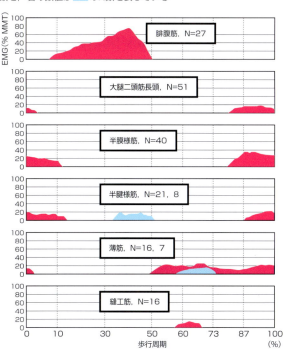

（文献1より一部改変引用）

●立脚期における膝関節の運動と機能

- **初期接地（0〜2％歩行周期，図16①）**
 運動：膝関節軽度屈曲位（屈曲5°）
 機能：安定した体重支持，衝撃吸収

　膝関節は屈曲5°からさらに屈曲していく。このとき，中間広筋，外側広筋，内側広筋およびハムストリングスの同時収縮と腸脛靱帯の緊張によって，膝関節の安定性を得る。

- **荷重応答期（2〜10％歩行周期，図16②）**
 運動：膝関節屈曲運動（屈曲20°まで）
 機能：安定した体重支持，衝撃吸収

　床反力作用線は膝関節後方を通り，膝関節は20°まで屈曲する。このとき，中間広筋，外側広筋，内側広筋の遠心性収縮により屈曲が制御され，衝撃が吸収される。また，ハムストリングスとの同時収縮で膝関節の前後安定性が維持され，腸脛靱帯の緊張によって膝関節の側方安定性を得る。

- **立脚中期（10〜30％歩行周期，図16③）**
 運動：膝関節伸展運動
 機能：安定した体重支持

　膝関節は屈曲20°から伸展していくが，床反力作用線が膝関節軸の近くを通るため，筋収縮の度合いはわずかである。また，腸脛靱帯の緊張で膝関節の側方安定性を得る。

- **立脚終期（30〜50％歩行周期，図16④）**
 運動：膝関節伸展運動（屈曲5°まで）→屈曲運動（屈曲10°まで）
 機能：安定した体重支持

　踵が挙上し，フォアフットロッカーによって下腿前傾が起こる。膝関節は屈曲5°まで伸展した後，急速に屈曲していく。

- **前遊脚期（50〜60％歩行周期，図16⑤）**
 運動：急速な膝関節屈曲運動（屈曲10°〜屈曲40°まで）
 機能：遊脚期の準備

　トウロッカーによる下腿前進が起こり，アキレス腱の弾性反跳が作用して膝関節に急速な屈曲運動が起こり，遊脚期に備える。このとき，膝関節屈曲には，薄筋，膝窩筋も作用し，膝関節過屈曲防止には大腿直筋が作用する。

図16 立脚期における膝関節運動

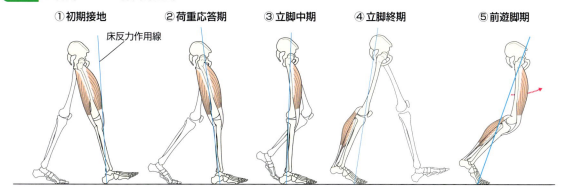

①初期接地　②荷重応答期　③立脚中期　④立脚終期　⑤前遊脚期

（文献2, 40-42, 図11〜15より一部改変引用）

●遊脚期における膝関節の運動と機能

- **遊脚初期（60〜73%歩行周期, 図17①）**

  運動：膝関節屈曲運動（屈曲60°まで）→伸展運動
  機能：足部クリアランス

足関節背屈と足趾伸展に加えて，膝関節は屈曲40°〜屈曲60°まで屈曲した後，伸展運動に移行する．このとき，膝関節屈曲には，大腿二頭筋短頭，薄筋，縫工筋が作用する．

- **遊脚中期（73〜87%歩行周期, 図17②）**

  運動：急速な膝関節伸展運動
  機能：下肢の前進

膝関節は一貫して伸展する．下肢振り出しの制動を準備するために，大腿二頭筋長頭，半膜様筋が作用する．

- **遊脚終期（87〜100%歩行周期, 図17③）**

  運動：膝関節伸展運動（伸展0°まで）→屈曲運動（屈曲5°まで）
  機能：下肢の前進，初期接地の準備

膝関節は，伸展運動から屈曲運動へ移行する．下肢振り出しの制動には，大腿二頭筋長頭，半膜様筋，半腱様筋が作用し，初期接地の準備には中間広筋，外側広筋，内側広筋が作用する．

図17 遊脚期における膝関節運動

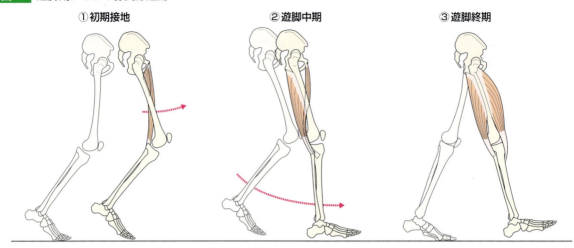

①初期接地　②遊脚中期　③遊脚終期

(文献2, 42-43, 図16〜18より一部改変引用)

■股関節の関節運動と機能（図18）

歩行周期における股関節運動は，初期接地・荷重応答期から伸展運動→屈曲運動→伸展運動の順に起こる。特徴的な点として，初期接地・荷重応答期に屈曲最大30°，立脚終期・前遊脚期に伸展最大10°，遊脚中期に屈曲最大35°となる。

●立脚期における股関節の運動と機能

- 初期接地（0〜2％歩行周期，図19①）

  運動：股関節屈曲30°位
  機能：体幹安定性の維持

股関節は屈曲30°を維持し，床反力作用線は股関節軸の前方を通り，股関節伸筋群が強く作用することで股関節の前後安定性を得る。このとき，主として大殿筋下部線維，大内転筋，半膜様筋，半腱様筋，大腿二頭筋が働く。

- 荷重応答期（2〜10％歩行周期，図19②）

  運動：股関節屈曲30°維持→伸展運動（屈曲25°まで）
  機能：体幹安定性の維持

股関節は屈曲30°を維持した後，膝関節伸展運動を始める。このとき股関節伸筋として，主に大殿筋下部線維，大内転筋，半膜様筋，半腱様筋，大腿二頭筋長頭が働く。

一方，骨盤が水平移動することで，立脚期股関節は内転10°となる。このとき股関節外転筋として中殿筋，大殿筋上部線維，大腿筋膜張筋が収縮する（図20）。

図18 歩行周期における矢状面上の股関節運動(a)，股関節周囲筋群の筋活動(b)

a 矢状面上の股関節運動

自由歩行における股関節運動を示している

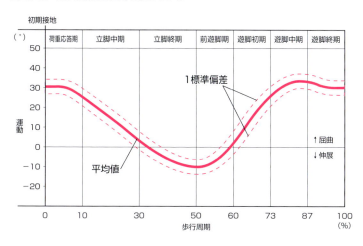

b 股関節伸筋群と屈筋群の筋活動

筋活動の平均値を示している。■は大多数の筋活動パターンを，■は頻出ではない筋活動パターンを示している。
Nは標本数。Nの数値が2つ記載されている箇所は，左の数値が■のN数を，右の数値が■のN数を表している

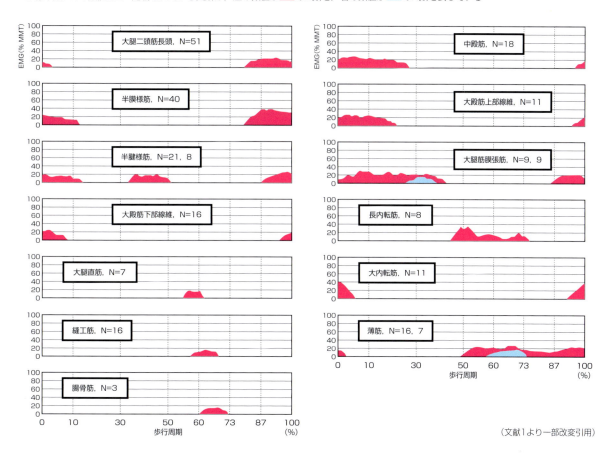

（文献1より一部改変引用）

- **立脚中期（10～30％歩行周期，図19③）**
  運動：股関節伸展運動（屈曲5°まで）
  機能：体幹の前進

　股関節は一貫して伸展する。このとき，中間広筋，外側広筋，内側広筋，内側ハムストリングスの相互作用が起こる。また，前額面における安定には，中殿筋，大殿筋上部線維，大腿筋膜張筋が作用する。

- **立脚終期（30～50％歩行周期，図19④）**
  運動：股関節伸展運動（伸展10°まで）
  機能：体幹の前進，ステップ長（ストライド長）の増大

　股関節は受動的に「見かけ上の過伸展」をとり，長内転筋と大腿筋膜張筋は股関節過伸展を制御する。また，前額面における安定には大腿筋膜張筋が作用する。

- **前遊脚期（50～60％歩行周期，図19⑤）**
  運動：股関節屈曲運動（伸展0°まで）
  機能：下肢の振り出し

　股関節は最大伸展位（伸展10°）～伸展0°まで屈曲する。このとき，アキレス腱の弾性反跳，薄筋，長内転筋が作用する。大腿直筋は過剰な膝関節屈曲を防止するとともに，股関節屈曲に作用する。縫工筋は，股関節屈曲・外転・外旋と膝関節屈曲に働く。

図19　立脚期における股関節運動

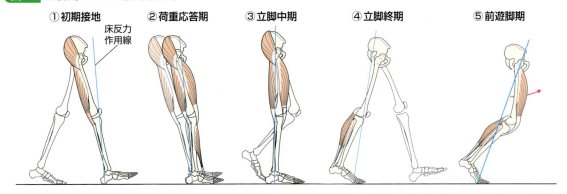

①初期接地　②荷重応答期　③立脚中期　④立脚終期　⑤前遊脚期

床反力作用線

(文献2, 50-51, 図2～4, 6, 7より一部改変引用)

> **図20** 立脚中期の前額面上の股関節運動
>
> 立脚中期において遊脚側骨盤の低下を最小限にするために，立脚側股関節外転筋群が作用する

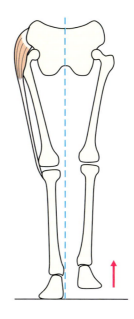

（文献2，p.51，図5より一部改変引用）

●遊脚期における股関節の運動と機能

- **遊脚初期（60～73％歩行周期，図21①）**

  運動：股関節屈曲運動（屈曲25°まで）

  機能：下肢の振り出し

股関節は伸展0°～屈曲25°まで屈曲する。下肢の振り出しは主に受動的に起こるが，股関節屈曲には腸骨筋，薄筋，縫工筋が働く。大腿直筋は過剰な膝関節屈曲を防止するとともに，股関節屈曲に作用する。

- **遊脚中期（73～87％歩行周期，図21②）**

  運動：股関節屈曲運動（屈曲35°まで）

  機能：下肢の振り出し

股関節は屈曲25°～35°まで屈曲する。このとき，股関節屈曲には筋活動は必要ない。

- **遊脚終期（87～100％歩行周期，図21③）**

  運動：股関節伸展運動（屈曲30°まで）

  機能：安定した初期接地の準備

股関節は屈曲35°～屈曲30°まで伸展する。このとき，大殿筋，大内転筋，中殿筋は安定した初期接地を準備する。下肢振り出しの制動には，大腿二頭筋，半膜様筋，半腱様筋が作用する。

図21 遊脚期における股関節運動

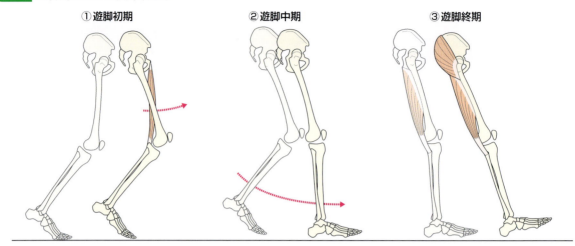

① 遊脚初期　　② 遊脚中期　　③ 遊脚終期

(文献2, p.52, 図8～10より一部改変引用)

正常歩行における骨盤の運動

前額面上の骨盤運動としては，前方下肢の荷重応答期に遊脚側骨盤が4°低下（側方傾斜）する（図22）。このとき，骨盤の低下を最小限にするために，立脚側股関節外転筋群が働く。

また，水平面上の骨盤運動としては，立脚終期に同側骨盤は5°後方回旋位であり，遊脚側下肢の前進に伴って遊脚終期から初期接地に同側骨盤は5°前方回旋位となる。骨盤の回旋は，ステップ長（ストライド長）の増大と重心の上下・側方移動の抑制に寄与する（図23）。

図22 正常歩行における骨盤の側方傾斜
荷重応答期に反対側骨盤は4°低下する。矢印は骨盤傾斜（低下）を示す

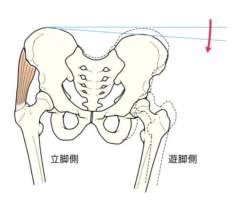

立脚側　　遊脚側

(文献2, p.53, 図11より転載)

図23 正常歩行における骨盤の回旋
立脚終期に骨盤は5°後方回旋位，遊脚終期から初期接地に5°前方回旋位となる。矢印は，骨盤の前方回旋を示す

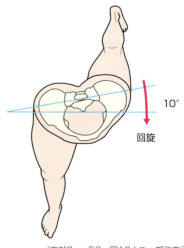

10°　回旋

(文献2, p.53, 図12より一部改変引用)

正常歩行における上肢の運動

正常歩行において，上肢の振りの運動方向は，下肢振り出しの逆の時期に起こる（図24）。肩関節最大伸展は同側初期接地の時点で，最大屈曲は反対側初期接地の時点である。肘関節は歩行周期を通して屈曲を示すが，伸展と屈曲の変化は肩関節運動とほぼ同様の変化を示す（図25）。

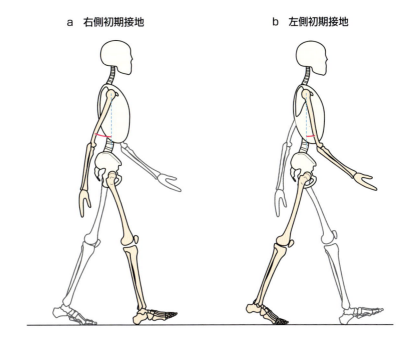

図24 正常歩行における上肢の運動

自由歩行において，上肢は同側初期接地に最大伸展，反対側初期接地（同側立脚終期）に最大屈曲がみられる

（文献2, p.54, 図13より一部改変引用）

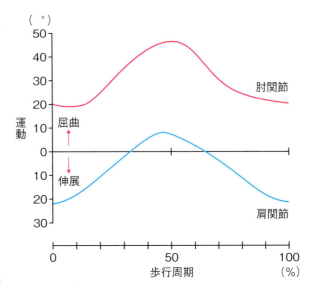

図25 歩行周期における肩関節と肘関節の角度変化

（文献1より一部改変引用）

歩行へのアプローチ

正常歩行における床反力（図26）

正常歩行における床反力は，垂直分力，側方分力（左右方向分力），前後分力（前後方向分力）の3分力に分けられる。

垂直分力は，2つの山と中央の谷からなる双峰性の曲線となる。初期接地の直後にヒールトランジェットがあり，続いて荷重応答期から立脚中期に第一のピークを迎える。次に，立脚中期には体重より小さい値をとり，立脚終期において第二のピークを迎える。

側方分力は，初期接地から荷重応答期には外向き成分の力で，それ以降はほぼ内向き成分の力となる。

前後分力は立脚中期までは後向き成分の力で，立脚終期以降は前向き成分の力となる。

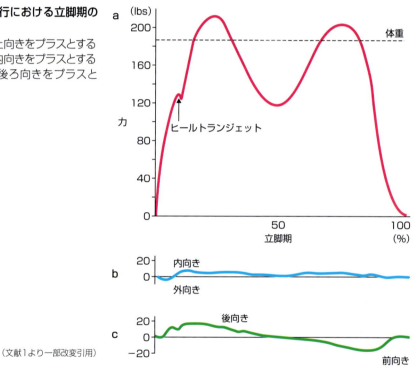

図26 正常歩行における立脚期の床反力
a：垂直分力。上向きをプラスとする
b：側方分力。内向きをプラスとする
c：前後分力。後ろ向きをプラスとする

（文献1より一部改変引用）

Supplement

正常歩行における距骨下関節の内反（回外）・外反（回内）

前額面において，距骨下関節は初期接地時に内反位である．荷重応答期には外反が起こり，立脚終期前半までは外反位で，立脚終期後半から内反位となる（図27）。

図27 正常歩行における距骨下関節の内反（回外）・外反（回内）

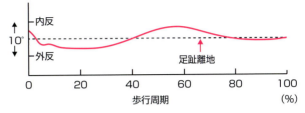

（文献, p.77, 図10より一部改変引用）

Supplement

表2 歩行に関する略語

略語	フルスペル	日本語
IC	initial contact	初期接地
LR	loading response	荷重応答期
MSt	mid stance	立脚中期
TSt	terminal stance	立脚終期
PSw	pre-swing	前遊脚期
ISw	initial swing	遊脚初期
MSw	mid swing	遊脚中期
TSw	terminal swing	遊脚終期
TO	toe off	足趾離地
COG	center of gravity	身体重心
COM	center of mass	質量中心
COP	center of pressure	圧中心

【文献】
1) Perry J ほか 著，武田 功 ほか 監訳：ペリー歩行分析 原著第2版，医歯薬出版，2012.
2) 武田 功 監：臨床歩行分析ワークブック，メジカルビュー社，2013.
3) 中村隆一 ほか：基礎運動学 第6版 補訂，医歯薬出版，2012.
4) 伊東 元，高橋正明 編：標準理学療法学・作業療法学 専門基礎分野 運動学，医学書院，2012.
5) Sekiya N, Nagasaki H: Reproducibility of the walking patterns of normal young adults: testretest reliability of the walk ratio (step-length/step-rate). Gait & Posture 7, 225-227, 1998.
6) Wright DG, et al.: Action of the subtalar and ankle-joint complex during the stance phase of walking. J Bone Joint Surg Am 46, 361-382, 1964.

歩行の誘導

弓岡光徳，鈴東伸洋

肩甲帯からの歩行の誘導

　ここでは，右足から一歩目を踏み出す誘導を例に解説する．セラピストは立位の対象者の背後に立ち，両肩甲骨に手を乗せる．両肩甲骨を後傾させることで骨盤を後傾させ，立脚終期における膝関節を屈曲させ前遊脚期へと誘導する．肩甲骨から体幹を前方に移動させ，支持側下肢を立脚中期にさせる．遊脚側下肢は，遊脚初期から遊脚中期へと誘導する（図1①〜③）．

　そこから，体幹の前方で遊脚側下肢を踵接地させ，荷重応答期へと誘導する．支持側下肢を立脚中期にして，両肩甲骨を後傾させて骨盤を後傾させ，後方の下肢を立脚終期から前遊脚期に誘導する．次に，体幹前方で遊脚側下肢を踵接地させ，荷重応答期に誘導する（図1④〜⑥）．

図1 肩甲骨からの歩行の誘導
①：両肩甲骨に手を乗せる
②：両肩甲骨を後傾させ，立脚終期における膝関節を屈曲させ，前遊脚期に誘導する
③：肩甲骨から体幹を前方に移動させて，支持側下肢を立脚中期に，遊脚側下肢を遊脚中期に誘導する
④：体幹前方で遊脚側下肢を踵接地させ，荷重応答期に誘導する
⑤：支持側下肢を立脚中期にして両肩甲骨を後傾させ，後方の下肢を立脚終期から前遊脚期に誘導する
⑥：体幹前方で遊脚側下肢を踵接地させ，荷重応答期に誘導する

動画はこちら

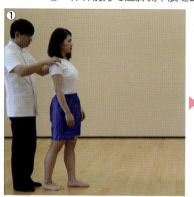
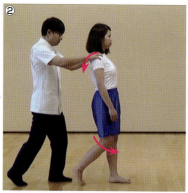
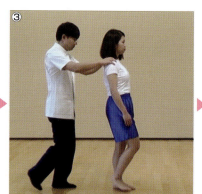
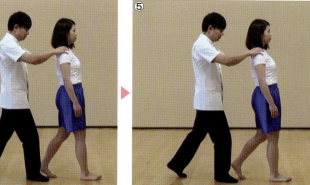
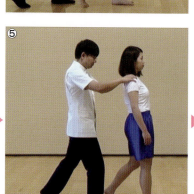
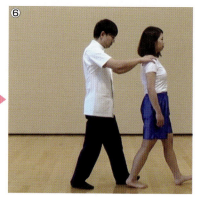

上肢からの歩行の誘導

■一側上肢からの前方歩行の誘導

　ここでは，右上肢から誘導する方法を例に解説する．セラピストは立位の対象者の右側に立ち，右手で対象者の手を，左手で上腕を下から保持する．

　対象者の上肢を通して体幹を前方に移動させ，右下肢を立脚終期に誘導する．右上肢の操作で右肩甲骨を後傾させ，右下肢膝関節を屈曲させて前遊脚期を誘導する．さらに体幹を前方に移動させ，右下肢の遊脚中期を誘導する．同様に右下肢の踵接地を誘導し，足底接地させる（図2①〜⑥）．

　続いて，右下肢を立脚中期にし，左下肢の遊脚を誘導する．右下肢を立脚中期から立脚終期に，左下肢を遊脚中期に誘導する．右上肢を通して体幹を前方に移動させ，左下肢を踵接地から足底接地させる（図2⑦〜⑩）．

図2　一側上肢からの前方歩行の誘導
① ：対象者の右上肢を保持する
② ：体幹を前方に移動させ，右下肢を立脚終期に誘導する
③ ：右上肢から右肩甲骨を後傾させ，右下肢膝関節を屈曲させて前遊脚期を誘導する
④ ：前方に移動させて右下肢の遊脚中期を誘導する
⑤ ：右下肢の踵接地を誘導する
⑥ ：足底接地させる
⑦ ：右下肢を立脚中期にし，左下肢の遊脚を誘導する
⑧ ：右下肢を立脚中期から立脚終期にし，左下肢を遊脚中期に誘導する
⑨ ：左下肢を踵接地させる
⑩ ：足底接地させる

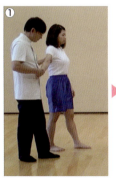 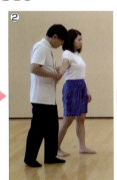 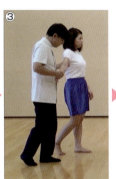 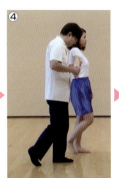 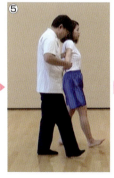

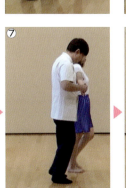 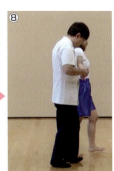 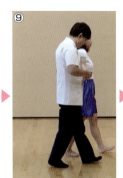 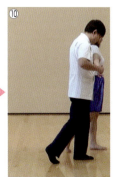

■ 上肢からの側方ステップの誘導

　セラピストは立位の対象者の右側に立ち，右手で対象者の手を，左手で上腕を下から保持する．

　対象者の右肩関節を外転させ，右肩甲骨を上方回旋させる．右体幹側面を伸張させ，右下肢に体重移動する．そこから右肩関節を内転させることで右肩甲骨を下方回旋させ，右体幹側面を短縮させて右骨盤を側方下制する．さらに右肩関節を内転させて右股関節を内転させ，右下肢が左下肢前方を越えるように側方ステップさせる（図3①～③）．

　次に，再度，右肩関節を外転させて右肩甲骨を上方回旋させる．これによって右体幹側面を伸張させ，右骨盤を側方挙上させて，右股関節外転方向へ右下肢を側方ステップさせる．さらに右肩関節を外転させ，右下肢を接地させて荷重させる（図3④⑤）．

図3　上肢からの側方ステップの誘導
①：右肩関節外転から右肩甲骨を上方回旋させ，右体幹側面を伸張させて右下肢に体重移動する
②：右肩関節内転から右肩甲骨を下方回旋させ，右体幹側面を短縮させて右骨盤を側方下制する
③：さらに右肩関節を内転させ，右下肢を股関節内転方向に側方ステップさせる
④：続いて右肩関節外転から右肩甲骨を上方回旋させ，右体幹側面伸張・右骨盤側方挙上により，右下肢を股関節外転方向に側方ステップさせる
⑤：さらに右肩関節を外転させ，右下肢接地から荷重させる

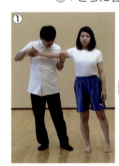 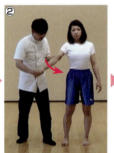 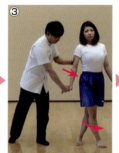 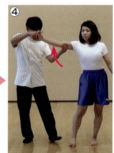 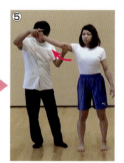

下部体幹からの前方歩行の誘導

　ここでは，対象者の右側から誘導する方法を例に解説する．セラピストは，右下肢後方のステップ姿勢をとった対象者の右側に立ち，右手を腹部側，左手を腰背部に当て，下部体幹を前後から保持する．

　まず，体幹を左前方に移動させ，左下肢に荷重するよう誘導する．この操作によって，右下肢が立脚終期になる．左下肢に荷重したまま骨盤を後傾させることで，右足部MP関節を支点に右膝関節が屈曲する（前遊脚期）．下部体幹を前方に移動させ，右下肢の遊脚中期を誘導する．そこから下部体幹を右前方に移動させ，右踵から足底へと接地させる（図4①～⑤）．

　同様に，下部体幹を右前方に移動させ，左下肢を立脚終期にする．さらに右下肢へ荷重させて骨盤を後傾させると，左下肢膝関節が屈曲して前遊脚期を誘導できる．下部体幹を前方に移動させると，左下肢は遊脚中期になる．そこから下部体幹を左前方に移動させ，左踵を接地させる．さらに，左下肢へ荷重させて足底接地させ，荷重応答期，立脚中期へ誘導する（図4⑥～⑩）．

図4 下部体幹からの前方歩行の誘導

① : 対象者に右下肢後方のステップ姿勢をとらせ，下部体幹を前後から保持する
② : 体幹を左前方に移動させ，左下肢に荷重するよう誘導する．これにより，右下肢が立脚終期になる
③ : 左下肢に荷重したまま骨盤を後傾させることで，右足部MP関節を支点に右膝関節が屈曲する（前遊脚期）
④ : 下部体幹を前方に移動させ，右下肢の遊脚中期を誘導する
⑤ : 下部体幹を右前方に移動させ，右踵接地から足底接地させる
⑥ : 下部体幹を右前方に移動させ，左下肢を立脚終期にする
⑦ : さらに右下肢へ荷重させて骨盤を後傾させると，左膝関節が屈曲して前遊脚期を誘導できる
⑧ : 下部体幹を前方に移動すると，左下肢は遊脚中期になる
⑨ : 下部体幹を左前方に移動させ，左踵接地させる
⑩ : さらに左下肢へ荷重させて足底接地させ，荷重応答期，立脚中期へ誘導する

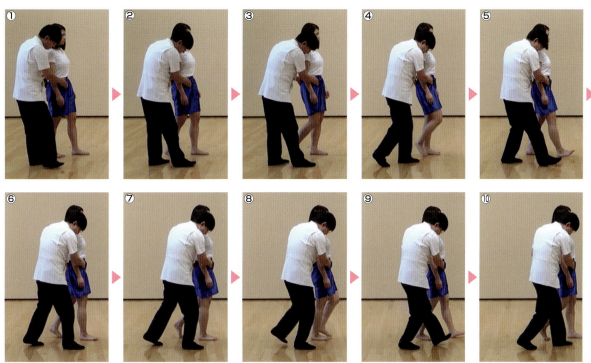

骨盤からの前方ステップの誘導

　セラピストは立位の対象者の背後に立ち，両側骨盤を保持する．骨盤を左側方移動させ，左下肢に荷重させる．そこから骨盤を後傾させると，右膝関節が屈曲する（前遊脚期）．骨盤を前方に移動させて右下肢を遊脚中期にする．続いて骨盤を右前方に移動させ，右踵接地から足底接地を誘導する（図5）．

図5 骨盤からの前方ステップの誘導
①：両側骨盤を保持する
②：骨盤を左側方移動させ，左下肢に荷重させる。そこから骨盤を後傾させると，右膝関節が屈曲する
③：骨盤を前方に移動させ，右下肢を遊脚中期にする
④：骨盤を右前方に移動させ，踵接地から足底接地を誘導する

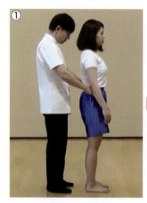
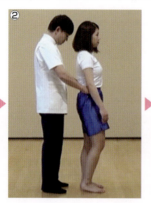
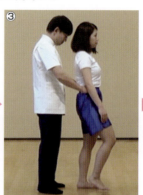
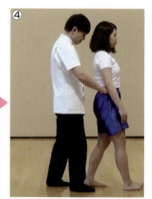

下部体幹と大腿部からの前方・後方ステップの誘導

下部体幹と大腿部からの前方ステップの誘導

　対象者が前方ステップする際に，股関節・膝関節を屈曲して床クリアランスできない場合，体幹を支持側に側屈して下肢をステップする代償歩行がみられる（図6①）。ここでは，そのような場合の操作を，右下肢での前方ステップを例に解説する。

　セラピストは，右下肢後方のステップ姿勢をとった対象者の後方に立つ。対象者の左下部体幹背側を左上腕で，腹側を左手で保持する。右手では対象者の右大腿部を，母指がハムストリングス側，第2～5指が大腿四頭筋側に来るよう保持する（図6②）。

　まず，対象者の体幹が左に側屈しないよう左上肢で支えながら，骨盤が後傾するように下腹部に当てた左手を下から上方向に滑らせ，腹筋を働かせる。その一方で，右手で大腿を下制させながら，母指で大腿後方を下に，第2～5指では大腿前方を上に動かすことで，右足部MP関節を支点として膝関節屈曲を促す（前遊脚期を作る，図6③）。セラピストは右手を若干挙上させながら，母指で大腿後方を上に，第2～4指で大腿前方を下に動かすことで，股関節と膝関節の屈曲を誘導する（遊脚中期を作る，図6④）。セラピストは自身の左上肢で対象者の体幹を前方に移動させながら，右手で大腿を前下方に移動させ，踵接地を誘導する（図6⑤）。

図6 下部体幹と大腿部からの前方ステップの誘導

①：体幹を支持側に側屈してステップする代償歩行
②：対象者の左下部体幹と右大腿部を保持する
③：左上肢で体幹を支えながら，骨盤が後傾するよう腹筋を働かせる．右手では大腿を下制させながら，母指で大腿後方を下に，第2〜5指で大腿前方を上に動かして膝関節屈曲を促す
④：右手を若干挙上させながら，母指で大腿後方を上に，第2〜4指で大腿前方を下に動かし，股関節と膝関節の屈曲を誘導する
⑤：左上肢で体幹を前方に移動させながら，右手で大腿を前下方に移動させ，踵接地を誘導する

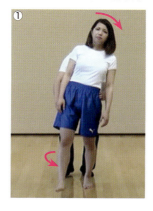

a　前方から見た図

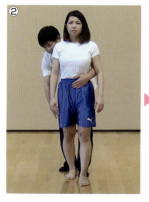 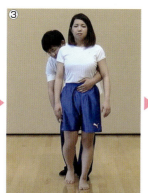 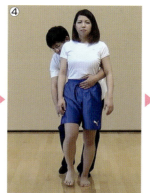 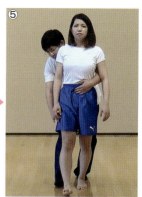

b　側方から見た図

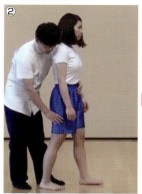 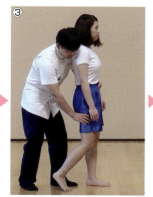 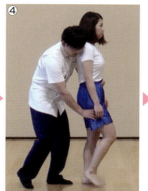 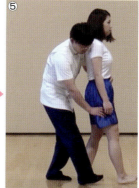

歩行へのアプローチ

■下部体幹と大腿部からの後方ステップの誘導

ここでは，膝関節を伸展したまま体幹を前傾させて下肢を後方にステップする（図7①）対象者に，後方ステップを誘導する方法を解説する。

まず，対象者に一側下肢を前に出したステップ姿勢をとらせる（ここでは右下肢）。セラピストは対象者の後方に位置し，左上肢を対象者の左体幹側面に，左手を下腹部に当て，後方ステップの際の体幹前傾を防ぐ。右手は対象者の右大腿後面に当てる（図7②）。左上肢と下腹部に当てた手で対象者の体幹を後方に移動させ，右大腿後面に当てた手で股関節伸展を防ぎながらハムストリングスを上方に動かし，右膝関節屈曲を誘導する（図7③）。さらに体幹を後方に移動させながら，ハムストリングスを上方に動かす右手の力を緩めると，右下肢の足趾が接地する（図7④）。体幹を後方に移動させ，右足底を接地させて右下肢にしっかり荷重させる（図7⑤）。

図7 下部体幹と大腿部からの後方ステップの誘導
①：膝関節を伸展したまま体幹を前傾させた後方ステップ
②：左上肢を対象者の左体幹側面に，左手を下腹部に当てる。右手は右大腿後面に当てる
③：体幹を後方に移動させながら，右手で股関節伸展を防ぎながらハムストリングスを上方に動かすことで，右膝関節屈曲を誘導する
④：さらに体幹を後方に移動させながら，ハムストリングスを上方に動かす右手の力を緩めると，右下肢の足趾が接地する
⑤：体幹を後方に移動させ，右足底を接地させて右下肢にしっかり荷重させる

動画はこちら

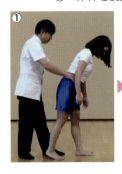 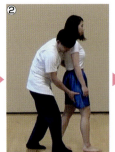 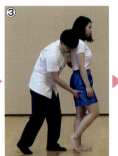 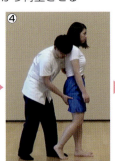 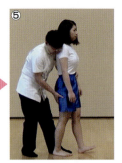

大腿部からの前方・後方ステップの誘導

■大腿部からの前方ステップの誘導

対象者に右下肢を後方に下げたステップ姿勢をとらせる。セラピストは対象者の右下肢後方に立ち，体幹を前屈した姿勢で対象者の右大腿内外側を，母指が大腿後面に，第2～5指が大腿前面に来るように保持する（図8①）。

大腿後面側の母指を上方に，大腿前面の第2～5指を下方に動かすことで，大腿を前傾させて体幹を前方に移動させ，踵を挙上させた右立脚終期を作る（図8②）。次に，母指を下方へ，第2～5指を上方に動かし，ハムストリングスを求心性に活動させ，大腿四頭筋をリラックス・伸張させて，足部のMP関節を支点に右膝関節を屈曲させる（図8③）。

大腿を前上方に動かして股関節を屈曲させながら，遊脚になった右膝関節をさらに屈曲させるために前遊脚期で行った操作を逆転させる。すなわち，大腿後面の母指を上方に動

かしてハムストリングスを求心性に活動させ，大腿前面の第2～5指を下方に動かして大腿四頭筋遠位を緩ませ，遊脚下肢の膝関節を屈曲させる．つまり，支持期（閉鎖運動連鎖）の操作と遊脚期（開放運動連鎖）の操作は，膝関節屈曲に関して反対になる（図8④）．

続いて遊脚中期へ誘導する．セラピストは右大腿を前方に動かしながら，母指を下方に動かして遠位ハムストリングスを緩ませ，第2～5指を上方に動かして大腿四頭筋を活動させ，膝関節を伸展させていく（図8⑤）．股関節の屈曲を止めると下腿が慣性によって前方に振り出され，膝関節が伸展する．その際，図8⑤と同様の操作で膝関節の伸展を誘導する（図8⑥）．

図8　大腿部からの前方ステップの誘導

① : 右大腿を内側と外側から保持する．このとき，母指が大腿後面，第2～5指が大腿前面に来るようにする
② : 大腿後面の母指を上方に，大腿前面の第2～5指を下方に動かすことで，右大腿を前傾させて体幹を前方移動させ，右踵を挙上させた立脚終期を作る
③ : 母指を下方に，第2～5指を上方に動かすことで，ハムストリングスを求心性に，大腿四頭筋をリラックス・伸張させて，足部MP関節を支点として右膝関節を屈曲させる（前遊脚期）
④ : 大腿を前上方に動かして股関節を屈曲させながら，母指を上に動かしてハムストリングスを活動させ，第2～5指を下に動かして大腿四頭筋を伸張させ，遊脚下肢の膝関節を屈曲させる（遊脚初期）
⑤ : 遊脚中期では，右大腿を前方に動かしながら，母指を下に動かして遠位ハムストリングスを緩ませ，第2～5指を上に動かして大腿四頭筋を活動させ，膝関節を伸展させていく
⑥ : 股関節の屈曲を止めると下腿が慣性によって前方に振り出され，膝関節伸展する．その際，⑤と同様の操作で膝関節の伸展を誘導する

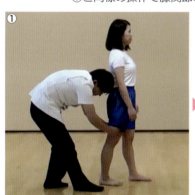
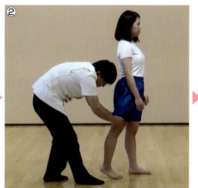
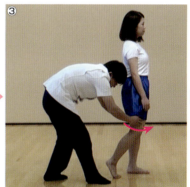
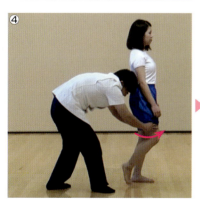
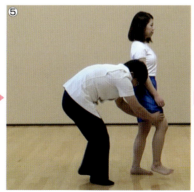
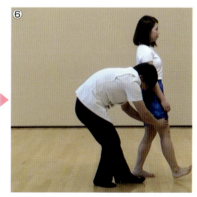

■**大腿部からの後方ステップの誘導**

　対象者に右下肢を前方に出したステップ姿勢をとらせる。セラピストは右大腿の内側と外側を保持する。セラピストは対象者の右下肢後方に立ち，体幹を前屈した姿勢で対象者の右大腿内外側を，母指が大腿後面に，第2～5指が大腿前面に来るように保持する。
　まず，大腿後面の母指を下方に，大腿前面の第2～5指を上方に動かすことで，右大腿を後方に傾けて体幹を後方に移動させ，左下肢に荷重させて右下肢の荷重を減少させる（図9①）。そこから右下肢を後方にステップさせるが，その際，股関節の伸展をわずかに妨げて，慣性による下腿の後方移動を助ける。また，母指を上方に動かしてハムストリングスを活動させ，第2～5指を下方に動かして大腿四頭筋遠位を緩ませ，遊脚下肢の右膝関節を屈曲させる（図9②）。次に，この指の操作を逆転し，右大腿を後下方に動かしながら，母指を下方に動かして遠位ハムストリングスを緩ませ，第2～5指を上方に動かして大腿四頭筋を活動させ，膝関節を伸展させて足趾を接地させる（図9③）。さらに，膝関節を伸展させて足底接地させる（図9④）。

> **図9** 大腿部からの後方ステップの誘導
> ①：右大腿を後方に傾斜させて体幹を後方移動させ，左下肢に荷重させて右下肢の荷重を減少させる
> ②：右下肢を後方にステップさせるが，股関節の伸展をわずかに妨げ，慣性による下腿の後方移動を助ける。母指を上方に動かしてハムストリングスを活動させ，第2～5指を下方に動かして大腿四頭筋遠位を緩ませ，膝関節を屈曲させる
> ③：②の操作を逆転し，右大腿を後下方に動かしながら膝関節を伸展させ，足趾を接地させる
> ④：膝関節を伸展させて足底接地する

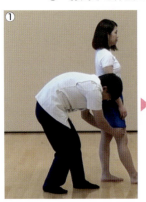
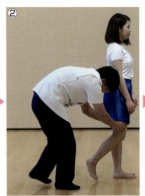
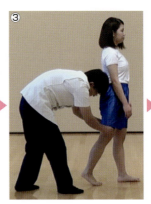
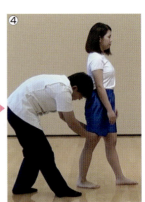

■下腿からの前方歩行の誘導

　対象者に右下肢を後方に下げたステップ姿勢をとらせる。セラピストは対象者の右後方に位置し，左手で対象者の下腿後面を，右手で膝関節前面の下腿近位部分を保持する。

　左手で下腿三頭筋を上方に動かし，右手で膝関節を伸展位に保ち，足部のMP関節を支点とした踵挙上（立脚終期）を促す。このとき，足関節は背屈・底屈中間位を保ったまま行う（図10①）。そこから足関節を底屈させ，膝関節屈曲（前遊脚期）を誘導する（図10②）。下腿後面に当てた左手で，対象者の右下肢を遊脚中期に誘導する。その際，右手で下腿前面を上方に動かして前脛骨筋や足趾伸筋を促通し，足関節背屈を促す（図10③）。続いて，右手で足関節背屈を保ったまま，踵接地させるように左手で前下方へ足部を誘導する（図10④）。

図10 下腿からの前方歩行の誘導
① : 下腿後面に当てた左手で下腿三頭筋を上方に動かし，膝関節前面に当てた右手で膝関節伸展位に保ち，足部のMP関節を支点とした踵挙上（立脚終期）を促す。この際，足関節は背屈・底屈中間位を保ったまま行う
② : 足部を底屈させて，膝関節屈曲（前遊脚期）を誘導する
③ : 下腿後面を保持した左手で，右下肢を遊脚中期に誘導する。その際，右手で下腿前面を上方に動かして前脛骨筋や足趾伸筋を促通し，足関節背屈を促す
④ : 右手で足関節背屈を保ったまま，踵接地するように左手で前下方へ足部を誘導する

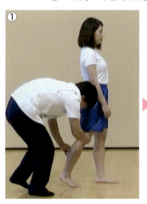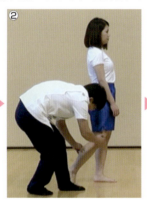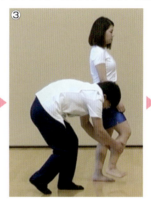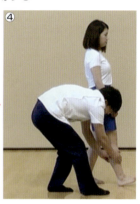

索引 和文・欧文

あ

あぐら座位	108
アンクルロッカー	176
安定性限界	80
安定性戦略	130

い

移行相	133
一歩	172

う

ウィンドラスメカニズム	179
運動	
──の第1法則	8
──の第2法則	10
──の第3法則	11
──方程式	10
──量戦略	130

お

起き上がり動作	88

か

臥位	50
──における支持基底面	21
仰──	50, 62, 88
側──	50, 62
背──	50, 62, 88
両膝立て──	55, 81
半側──	50
伏──	50, 62
腹──	50, 62
開脚立位姿勢	153
回転運動	3
解剖学的立位肢位	2, 152
荷重応答期	171
体の立ち直りパターン	82
慣性の法則	8

き

起居移動動作	74, 76
基本的立位肢位	2, 152
仰臥位	50, 62, 88
強制歩行	172
起立動作	130

く

頸の立ち直りパターン	82

け

ケイデンス	172

こ

合成力	4
股関節戦略	37, 41, 154
胡座	108
固有感覚	34

さ

座位	108
あぐら──	108
端──	88, 108, 130
長──	88, 108, 130
半──	50, 108
坐骨座り	110
作用点	23
作用反作用の法則	11

し

視覚	34
支持基底面	14, 32, 79, 130, 170
──の大きさ	19
──の拡大	20
──の形	19
臥位における──	21
四つ這い位における──	22
矢状軸	2
矢状面	2
自然歩行	172
しているADL	78
重心	
──の上方移動期	133
──の前方移動期	133
身体──	16, 32, 79, 112, 154
自由歩行	172
上昇相	133
初期接地	170
自立度評価	74
身体質量中心	32

身体重心 …………………………… 16, 79, 112, 154

す

垂直軸 …………………………………………… 2
垂直分力 ……………………………………… 190
水平面 …………………………………………… 2
スクワット …………………………………… 156
ステッピング戦略 ………………… 37, 42, 154
ステップ ……………………………………… 172
　　──長 ……………………………………… 172
ストライド …………………………………… 172
　　──長 ……………………………………… 172

せ

生活関連活動 ………………………………… 76
正座 …………………………………………… 108
前額軸 …………………………………………… 2
前額面 …………………………………………… 2
仙骨座り ……………………………… 108, 110
前後分力 ……………………………………… 190
前庭感覚 ……………………………………… 34
前遊脚期 ……………………………………… 171

そ

側臥位 …………………………………… 50, 62
足角 …………………………………………… 172
足関節戦略 ………………………… 37, 39, 154
側方分力 ……………………………………… 190

た

第1のてこ …………………………………… 23
第2のてこ …………………………………… 25
第3のてこ …………………………………… 27
体位 …………………………………………… 50
体幹の形状 …………………………………… 81
体軸内回旋 …………………………………… 72
体重移動相 …………………………………… 133
代償的姿勢制御 ……………………………… 33
代償動作 ……………………………………… 48
体性感覚 ……………………………………… 34
立ち上がり動作 …………………………… 130
立ち直り機能 ………………………………… 34
立ち直り反応 ………………………………… 72
単下肢支持期 ……………………………… 170
端座位 ………………………………… 88, 108, 130
タンデム立位 ……………………………… 153

ち

力のベクトル ………………………………… 4
力のモーメント ……………………………… 12
着座動作 …………………………………… 138
長座位 ………………………………… 88, 108, 130
重複歩長 …………………………………… 172

つ

通常速度歩行 ……………………………… 172
継足位 ……………………………………… 153

て

できるADL …………………………………… 78
てこ …………………………………………… 23
　　第1の── ………………………………… 23
　　第2の── ………………………………… 25
　　第3の── ………………………………… 27
手支持 ………………………………………… 89
テンタクル活動 …………………… 54, 98, 114
殿部離床期 ………………………………… 133

と

動作観察 ……………………………………… 75
トウロッカー ……………………………… 176

に

二次的障害 …………………………………… 50
二足立位 …………………………………… 156
日常生活活動 ………………………… 76, 170

ね

寝返り動作 …………………………… 62, 79

は

バーセルインデックス ……………………… 77
背臥位 …………………………………… 50, 62, 88
　　両膝立て── ……………………………… 55, 81
半座位 ………………………………… 50, 108
半側臥位 ……………………………………… 50

ひ

ヒールトランジェット …………………… 190

ヒールロッカー	176
肘支持	89

ふ

ファウラー位	52
フィードバック系	33
フィードフォワード系	33
フォアフットロッカー	176
伏臥位	50, 62
腹臥位	50, 62
物体の回転	80
ブリッジ活動	54, 98
──テンタクル活動	54
プローンスタンディング	163

へ

閉脚立位姿勢	153
平衡機能	34
平衡状態	80
並進運動	3
ベクトル	4
──の合成	4
──の分解	6
──の平行移動	4
──の連結	4

ほ

歩隔	172
歩行	170
──周期	170
──速度	172
──に関する略語	191
──比	172
──率	172
強制──	172
自然──	172
自由──	172
通常速度──	172
保護伸展機能	34
ポジショニング	53
歩幅	172

み

身の回り動作	76

も

モーメントアーム	12

ゆ

遊脚期	170
遊脚終期	171
遊脚初期	171
遊脚中期	171

よ

腰椎骨盤リズム	35
横座り	108
予測的姿勢制御	33
四つ這い位における支持基底面	22

ら

ランチョ・ロス・アミーゴの定義	173

り

リーチング戦略	37, 154
力点	23
立位	130, 152
タンデム──	153
二足──	156
立脚期	170
立脚終期	171
立脚中期	171
両下肢支持期	170
両膝立て背臥位	55, 81

ろ

ロッカー	176
アンクル──	176
トウ──	176
ヒール──	176
フォアフット──	176

A

activities of daily living(ADL) 76, 170
   basic ——(BADL) 76
   instrumental ——(IADL) 76
activities parallel to daily living(APDL) 76
ankle strategy 37, 154
anticipatory postural control 33

B

Barthel index(BI) 77
base of support(BOS) ... 14, 32, 79, 130, 170
basic activities of daily living(BADL) 76
bipedal standing 156
body righting 82

C

center of gravity(COG) 16, 79, 112, 154
center of mass(COM) 32
compensatory postural contorl 34
crook lying 55, 81

F

Fowler position 52
functional independence measure(FIM) 77

G

gait 170
getting up 88

H

half side-lying position 50
hands off 48
hands on 47
head, arms, and trunk(HAT) 17
high guard 14
hip strategy 37, 154

I

instrumental activities of daily living(IADL)
.... 76

L

lift 133
long sitting position 88, 130
low guard 14
lying 50
  crook —— 55, 81

M

middle guard 14
momentum strategy 130

N

neck righting 82

O

on elbow 89
on hand 89

P

position 50
  Fowler —— 52
  half side-lying —— 50
  long sitting —— 88, 130
  prone lying —— 50, 62
  semi-sitting —— 50
  side lying —— 50, 62
  supine —— 50, 62, 88
positioning 53
prone lying position 50, 62
prone standing 163

R

reaching strategy 37, 154
righting reaction 72
rocker 176
roll over 62
rolling 62

S

self care 76
semi-sitting position 50
side lying position 50, 62
sit-to-stand 130

sitting ·· 108
　—— position on the bed ············· 88, 130
　—— up ··· 88
stabilization strategy ······················· 130
standing ································· 130, 152
　—— up ·· 130
　　bipedal —— ······························ 156
　　prone —— ································· 163
step ··· 172
stepping strategy ······················ 37, 154
stride ·· 172
　—— length ···································· 172
supine position ······················ 50, 62, 88

T

transition ··· 133

U

uniform data system(UDS) ·············· 77

W

walking ·· 170
weight shift ······································ 133
windlass mechanism ······················ 179

監修・編集略歴

監修

武田 功 (たけだ いさお)

- 2001年　川崎医療福祉大学大学院にて医療福祉学博士号
- 2011年　宝塚医療大学学長

編集

弓岡光徳 (ゆみおかみつのり)

- 1977年　九州工業大学工学部工業化学科卒業
- 1980年　九州リハビリテーション大学校卒業
- 2005年　吉備国際大学大学院にて社会福祉学博士号
- 2006年　姫路獨協大学医療保健学部理学療法学科教授
- 2011年　宝塚医療大学保健医療学部理学療法学科教授
- 2014年　宝塚医療大学副学長

廣瀬浩昭 (ひろせ ひろあき)

- 1991年　京都大学医療技術短期大学部理学療法学科卒業
- 2006年　神戸大学大学院にて保健学博士号
- 2008年　京都工芸繊維大学総合プロセーシス研究センター特任准教授（兼務）
- 2011年　宝塚医療大学保健医療学部理学療法学科准教授

基本動作の評価と治療アプローチ

2015年3月10日　第1版第1刷発行

- ■監　修　武田　功　　たけだ　いさお
- ■編　集　弓岡光徳　　ゆみおか　みつのり
  　　　　　廣瀬浩昭　　ひろせ　ひろあき
- ■発行者　鳥羽清治
- ■発行所　株式会社メジカルビュー社
  　　　　　〒162-0845 東京都新宿区市谷本村町2-30
  　　　　　電話　03(5228)2050(代表)
  　　　　　ホームページ　http://www.medicalview.co.jp/

  　　　　　営業部　FAX　03(5228)2059
  　　　　　　　　　E-mail　eigyo@medicalview.co.jp

  　　　　　編集部　FAX　03(5228)2062
  　　　　　　　　　E-mail　ed@medicalview.co.jp

- ■印刷所　シナノ印刷株式会社

ISBN 978-4-7583-1499-2　C3047

©MEDICAL VIEW, 2015.　Printed in Japan

- ・本書に掲載された著作物の複写・複製・転載・翻訳・データベースへの取り込みおよび送信（送信可能化権を含む）・上映・譲渡に関する許諾権は，(株)メジカルビュー社が保有しています．
- ・JCOPY〈(社)出版者著作権管理機構 委託出版物〉
  本書の無断複写は著作権法上での例外を除き禁じられています．複写される場合は，そのつど事前に，(社)出版者著作権管理機構（電話 03-3513-6969，FAX 03-3513-6979，e-mail：info@jcopy.or.jp）の許諾を得てください．

- ・本書をコピー，スキャン，デジタルデータ化するなどの複製を無許諾で行う行為は，著作権法上での限られた例外（「私的使用のための複製」など）を除き禁じられています．大学，病院，企業などにおいて，研究活動，診察を含み業務上使用する目的で上記の行為を行うことは私的使用には該当せず違法です．また私的使用のためであっても，代行業者等の第三者に依頼して上記の行為を行うことは違法となります．

歩行分析を基礎から理解し身に付けるための第一歩！

臨床 歩行分析ワークブック

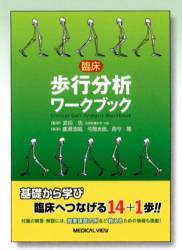

定価（本体 3,800円＋税）
B5判・192頁・2色刷・イラスト120点
ISBN978-4-7583-1469-5

監 修	武田　功	宝塚医療大学 学長
編 集	廣瀬 浩昭	宝塚医療大学 保健医療学部 理学療法学科 准教授
執 筆	廣瀬 浩昭	宝塚医療大学 保健医療学部 理学療法学科 准教授
	弓岡 光徳	宝塚医療大学 保健医療学部 理学療法学科 教授
	西守　隆	関西医療学園専門学校 教務部長補佐

リハビリテーションスタッフにとって動作とその分析は，業務の根幹となる知識・スキルの一つであり，養成校で学ぶだけでなく臨床に出てからも磨き続けることになる。なかでも「歩行」はヒトの基本動作の一つであるが，かかわる身体部位が多く，そのメカニズムはたいへん奥深い。

本書は，動作のなかでも歩行（および立ち上がりなどの周辺動作）とその分析に内容を絞り，基礎知識から分析までを書き込みながら学べるワークブックである。全15章構成の各章に，まず入門として基礎知識を掲載しており，その後に練習問題（基本問題・演習問題）を設け，設問に対する解答を書き込んでいくことで手を動かしながら知識が身につくようになっている。また，理解の一助となる周辺知識も豊富に盛り込み，学生のみならず臨床家にも役立つ内容となっている。

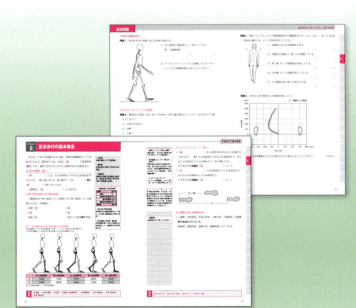

目 次

1. バイオメカニクス
2. 正常歩行の基本概念
3. 正常歩行における下肢・体幹の役割
4. 歩行における下肢の関節運動と機能（1）
　―足関節と足部，膝関節―
5. 歩行における下肢の関節運動と機能（2）
　―股関節，骨盤，上肢と床反力―
6. 代表的な異常歩行とその原因
7. 足関節と足部に関連した異常歩行
8. 膝関節に関連した異常歩行
9. 股関節に関連した異常歩行
10. 体幹と骨盤に関連した異常歩行
11. 異常歩行とクリニカルプラクティス
12. 椅子からの立ち上がり
13. 階段昇降と走行
14. 主な歩行テスト
15. 理学療法士国家試験既出問題

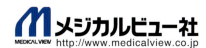

※ご注文，お問い合わせは最寄りの医書取扱店または直接弊社営業部まで。

〒162-0845 東京都新宿区市谷本村町2番30号
TEL.03(5228)2050　FAX.03(5228)2059
E-mail（営業部）eigyo@medicalview.co.jp

スマートフォンで
書籍の内容紹介や目次が
ご覧いただけます。

不適切なスポーツ動作は，どうしてケガを引き起こすのか？
動作を理解することで外傷・障害の原因を改善し，予防する

スポーツ理学療法学
競技動作と治療アプローチ

監修 陶山 哲夫　埼玉医科大学総合医療センター 客員教授
編集 赤坂 清和　埼玉医科大学大学院 理学療法学 教授
　　　　時田 幸之輔　埼玉医科大学 保健医療学部 理学療法学科 講師

野球，サッカー，陸上競技など主要なスポーツ種目別に章構成。各種目でみられるスポーツ外傷・障害の発生原因とその治療について，そのスポーツの基礎・特徴を紹介したうえで，どのような動きが外傷・障害を引き起こしているかを解説し，原因を改善するための理学療法，治癒後のフォローアップまでを具体的に紹介。また，スポーツ動作の特徴的な瞬間を解剖図で表現し，ビジュアル化。確実な競技復帰のために役立つ1冊。

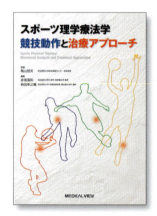

定価（本体 5,800円＋税）
B5判・312頁・2色刷（一部カラー）
イラスト116点，写真989点
ISBN978-4-7583-1476-3

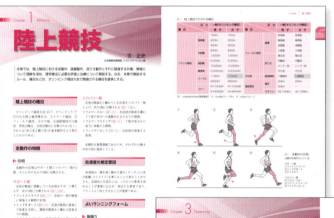
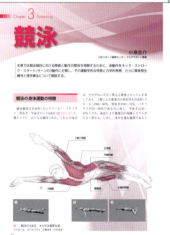
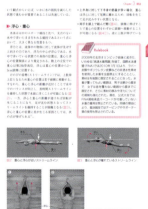

目次

1. 陸上競技
2. 体操競技
3. 競泳
4. バスケットボール
5. バレーボール
6. ハンドボール
7. サッカー
8. 野球
9. テニス
10. 柔道
11. 剣道
12. スキー競技
13. ラグビーフットボール
14. ゴルフ

※ご注文，お問い合わせは最寄りの医書取扱店または直接弊社営業部まで。

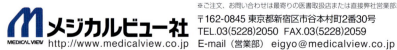

〒162-0845 東京都新宿区市谷本村町2番30号
TEL.03(5228)2050　FAX.03(5228)2059
E-mail（営業部）eigyo@medicalview.co.jp

スマートフォンで書籍の内容紹介や目次がご覧いただけます。